医師と患者は対等である

岸見 一郎

はじめに

哲学者の池田晶子は、「医者と患者との間に、いま欠けていて、そして絶対に必要なもの、それは『対話』である」といっています（『魂とは何か』）。

「対話」の原義はギリシア語の「ディアロゴス」（ロゴスを交わす）です。この「ロゴス」はギリシア語では「言葉」であり「理性」という意味でもあります。

ただ言葉を交わしさえすれば「対話」になるわけではありません。当たり障りのない話をしても対話にはなりませんし、一方的に「あなたはこんな病気だ」と伝えるだけでも対話にはなりません。患者の方も医師がいうことだからと、理解も納得もできていないのに医師の言葉を受け入れるのでは、医師と対話をしたことにはなりません。

「この病気は死に至りうるものなのか」

「いつまで生きられるのか」

このようなことを問うのは恐ろしく、患者から切り出すことはできないかもしれません。医師の方も真実を伝えることをためらうでしょう。

しかし、池田の言葉を借りると、医師も患者も語らなさすぎるのであり、不毛な膠着状態に陥っていては、対話は成立しません。「一線」を超えられた時、医師と患者は信頼し合えると池田はいいます。

問題はこの一線の超え方です。治癒が困難で死に至る可能性が高くても、真実を包み隠さず伝える医師はいます。しかし、患者や家族がどう受け止めるかという想像力も共感能力もないままに、医師が一方的に一線を超えてしまうと、患者や家族はそのような医師をもはや信頼できなくなるかもしれません。

他方、医師からすればまったく恐れるに足らない病気であっても、伝え方の如何によっては、患者が絶望し、治療に意欲的に取り組まなくなるということはありえます。

医師と患者が信頼関係を取り結ぶことは容易ではありませんが、本書では、信頼関係を築くために、どんな言葉をどのようにかければいいかを具体的に考えていきます。

言葉をかける時に意識したいのは、本書の表題にもある「対等」ということです。今日、医師が上で患者は下だと考えるような人はいないでしょう。しかし、対等であるとはどういうことであるかわかっていなければ、患者にどう接することなのか、どんな言葉をかけることとなのかを対人関係の技法としてどれだけ学んでも、一人ひとり違う患者にどう接すればいいか、いつまでもわからないことになります。

患者は、対等と見なされていると思った時、疑問に思ったり不安に感じたりすることがあれば医師にたずねることができ、丁寧に答える医師を信頼できます。本書では、対等とは何かについて考察します。

私は長く看護学生に生命倫理を教えてきました。臓器移植の問題など考察することは多々ありますが、中でも対人関係について時間を多く取りました。臨床の場面では、医学の知識は何よりも必要ではあるものの、それ以上に患者とどう接し、どんな言葉をかければいいか知っていなければならないと考えたからですが、残念なことに関心を持って講義を聞く学生はあまり多くありませんでした。

私自身が、よい対人関係を築くことが重要であることを知ったのは、三十代になって、オーストリアの精神医学者であるアルフレッド・アドラーが創始した個人心理学（日本では創始者の名前を冠してアドラー心理学と呼ぶのが一般的です）を学んだからです。

私の専門は古代ギリシア哲学ですが、その後、精神科の医院などで長くカウンセリングをしてきました。カウンセリングでは、言葉を慎重に選ばなければなりません。不用意な一言で患者との関係が破綻することがあるからです。患者との関係をよくするために言葉を慎重に選ぶことは、医師や看護師にとっても必要なことだと私は考えています。

医師は、今は治療する側であっても、いつ何時患者になるかわかりません。医師と患者は最初、それぞれ医師と患者という役割の仮面を被って出会いますが、役割を超えて一人の人間として医師が患者を、患者が医師を見ることができるようになった時、関係は変わります。

本書が、医師と患者がよい関係を築くためのヒントになれば嬉しいです。

二〇二三年四月　　　岸見一郎

目次

Contents

第一章

患者と信頼関係を取り結ぶ

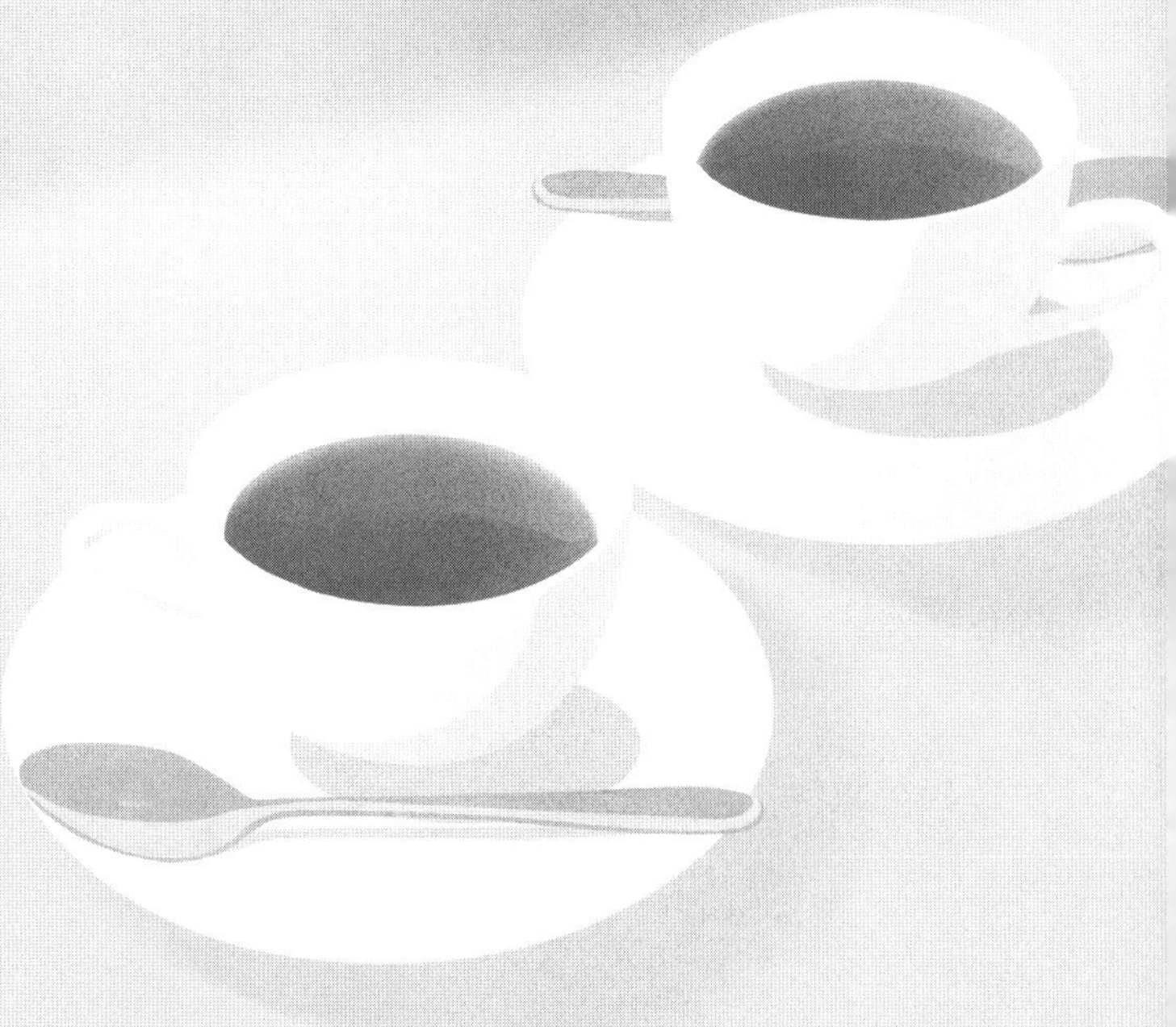

患者の本心を引き出す医師の「聞き方」

医師が外来で診察をする時に、患者や付き添い者とまったく言葉を交わさないということはないでしょう。もっとも、寡黙な医師もいれば、患者とたしかかに言葉を交わすけれども不機嫌だったり、態度が横柄なので患者の方が気を遣ったり萎縮したりするという医師はいます。ここではそういうことは措いておくとして、どんな医師でも患者の症状について情報を得なければならないので、患者に必ず質問をします。まずは、その質問の仕方について考えてみましょう。

「お変わりありませんか」だけでは引き出せない

質問には二つの種類があります。一つは「はい」か「いいえ」で答えられる「閉じた質問」、もう一つは「はい」「いいえ」では答えられない「開いた質問」です。

医師が診察室に入ってきた患者に「お変わりありませんか」とたずねる。これは「閉じた質問」です。他方、「最近、調子はどうですか」という質問には、患者は「はい」か「いいえ」ではなく、自分の言葉で返さなければなりません。このような質問を「開いた質問」といいます。

「お変わりありませんか」という閉じた質問に対して「はい、変わりはありません」と答えてしまったら、患者がどういう思いでこう答えたかはわからないまま、対話が終わってしまいます。

また、「お変わりありませんか」とたずねられたら、私なら前回の診察からの日々を振り返って、救急車で搬送されるというような大きな出来事がなければ、「変わりはない」と答えるでしょう。医師がそのような答えを期待していないことがわかっていてもです。「変わりはないか」とたずねられた時、「そういえば一カ月ほど前に頻脈だった日が二日ほど続き、その間起き上がれなかった」というようなことを思い出したとしても、今は異常を感じていなければ、今さら説明するのは億劫なので、「変わりはない」といってすませてしまうかもしれません。

診察を受ける時、患者は不安なのです。激痛があったり息も絶え絶えであれば、そもそも診察に行くこともできません。おそらく大きな問題を指摘されることはあるまいとは思っていても、自分では気づいていない異常を医師から指摘されるかもしれないと思うと、不安が膨らんで緊張することがあるのです。

そこで患者は、いつもの薬を処方してもらって速やかに医師の前から退散したいという思いもあり、医師の「お変わりありませんか」という質問に対しては、「はい」と答えておこうと思うのです。医師にとっては、生活の中でのちょっとした変化であっても、前回の診察時から今までに、普段と違うことがあったかを知る必要があるはずです。しかし、閉じた質問では、本当に必要な情報を患者が自分の心中に深く隠すことになりかねません。

閉じた質問のデメリットは他にもあります。

閉じた質問をすると、対話は膨らんでいかず、患者は尋問されているような窮屈な思いになりかねません。何よりも、閉じた質問では医師が最低限必要な情報しか得られず、そこからこぼれ落ちてしまう重要な情報を得ることができません。

まずは「開いた質問」で情報を逃さず得る

そこで「開いた質問」が重要になりますが、開いた質問をすれば必要な情報を得られるかというと、必ずしもそうとは限りません。話し好きな人であれば医師にいくらでも話をするでしょうが、その話の中に医師が求める情報が含まれているとは限らないからです。もっとも、すぐ後で見ますが、医師が重要な情報であるにもかかわらず聞き逃すことはあり、また聞かない方がよい質問もあるのですが。

私が心筋梗塞で倒れた時、幸い一命を取り留めましたが、なお冠動脈に狭窄している箇所があって、翌年バイパス手術を受けることになりました。手術を受けるまでの一年は、時限爆弾を抱えているような気持ちでした。

手術のために入院する数日前、山に登ろうと思い立ちました。山といっても小高い丘といった方がいい低い山ではありましたが、山頂に着いた時にはひどく息が切れました。それでも、山に登れるほどにはよくなったのだという高揚感がありました。

入院した時、術前訪問のためにやってきた看護師さんに、そのことを何気なく話しました。入院したのは五月の連休明けだったのですが、休みの間どう過ごしたかと問われたのです。

数日後、驚くことがありました。山に登ったことを直接話したわけではない麻酔科医が、私が山に登ったことを知っていたのです。おそらく看護記録に記載されていたのを読んでいたのでしょう。

これに先立って肺機能の検査を受けた時、結果がよくありませんでした。山に登った話は、私は何気ない日常会話だと思っていたのですが、検査の結果を知っていた看護師は、山に登ったということを重要な情報と判断して記録したのでしょう。「山に登れたのなら、手術は大丈夫だ」と医師はいいました。

私は長くカウンセリングをしてきましたが、話を聞いていると、その年々で起こったことを時系列に沿って話していた人が、ある年のことだけは話さないということがあります。その人にとって、話さなかった年にあったことは重要な意味を持っており、意図的ではなかったかもしれませんが、それを人に話したくないと考えたのでしょう。

このような場合は、後で聞き直す必要がありますが、たとえ語られていることであっても、たずねてはいけない、もしくはたずねる時に慎重でなければならないことがあります。

ある人は父親が四十歳で亡くなったと話しました。もちろん若くして亡くなられたことにすぐに気がつくでしょうが、私はあえてそのことについてたずねませんでした。カウンセリングが終わった後で、父親が亡くなったのはなぜかをたずねなかったのは私が初めてだったといい、そこで初めて、実は父親が自死したことを話されました。これはうつ状態と診断された人についての重要な情報です。

「ご両親はご健在ですか」と私もよくたずねることがあります。どちらかの、場合によっては両親共々既に亡くなっていることがあるからです。「父は亡くなりました」という答えが返ってきても、通常それ以上は

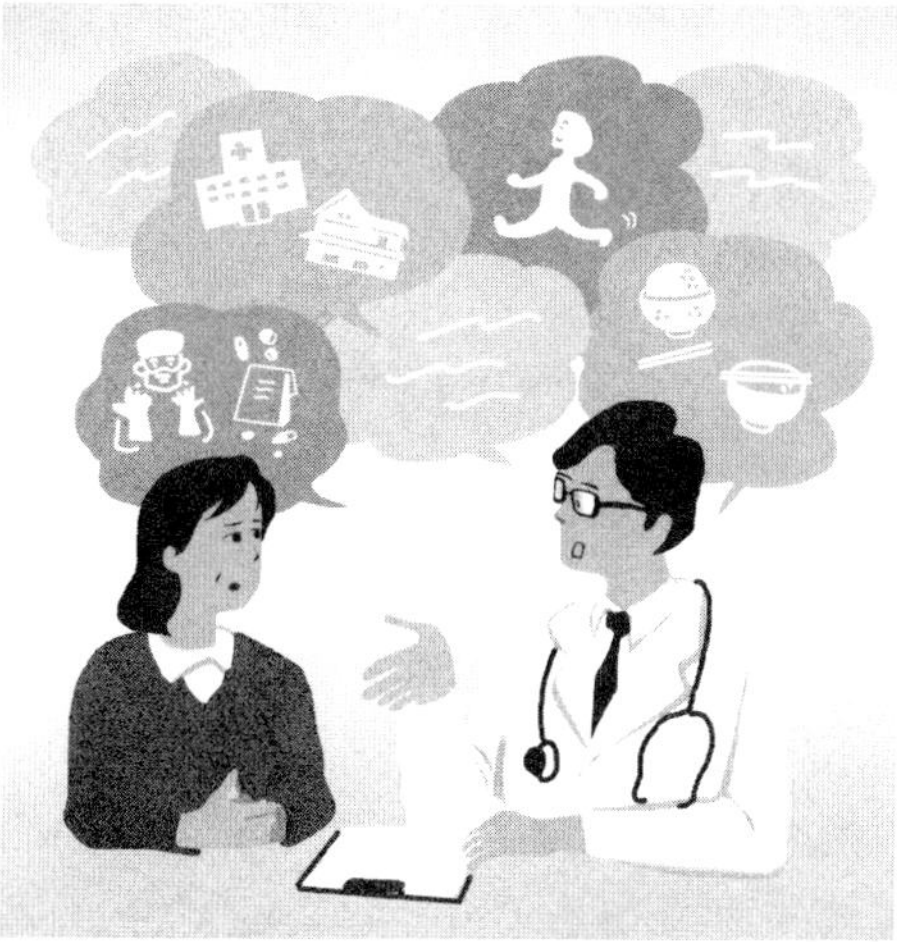

たずねませんが、「ご病気か何かで？」とさらにたずね、実際にはそうでなくても「いいえ」という答えが返ってきたら、それ以上のやり取りにはならないでしょう。「実は」と真相を答えるだけの気力を持っている人は、カウンセリングにやってくる人には多くありません。

最後は「閉じた質問」で行動や症状を意識化

私はカウンセリングでは、できるだけ開いた質問をすることを心がけてきましたが、実際にはそれほど簡単なことではありません。かなり意識していないと、つい閉じた質問を多用してしまいます。

とはいえ、カウンセリングにおいて閉じた質問をまったくしないかというと、そうではありません。診察の場面での患者との対話とカウンセリングとでは同じというわけにはいかないでしょうが、注意するべきポイントは同じなので説明してみます。

アドラー心理学では、行動や症状には目的があると考えます。しかし、その目的は多くの場合無意識なので、それを意識化する必要があります。最初は情報収集が必要なので、開いた質問をします。それに対して、来談者が語る話をなんとなく聞いていては、重要な点を聞き落としてしまうことについては先に見た通りです。

カウンセリングの最後の場面では、閉じた質問を使います。これを「解釈投与」と呼んでいます。行動や症状の目的を理解してもらうために、カウンセラーの考え、「解釈」を閉じた質問の形で提示するのです。

例えば、こんなふうにです。

「あなたが学校に行かなくなったのは、先生に復讐したいと思ったからではありませんか」

先生から「学校にこないでいい」といわれ、翌日から学校に行かなくなった生徒に対して、カウンセラーがこのようにいいました。学校にこない生徒の机を見て、先生はそれが自分のせいだと思ったら嫌な気持ちになるだろう、先生にそう思わせたいために学校に行かないでおこうと決めたのではないか。このように、カウンセラーは不登校の生徒に自分の解釈を「投与」するのです。

「いわれて初めてわかりました」

こういう答えが返ってきたら、本人は学校に行かなくなった目的を意識していなかったということです。アドラーの考えでは、無意識というのは、「指摘される前は思ってもいなかったが、指摘されて初めてわかる」という意味です。この解釈を受け入れてほしい時に、閉じた質問を使います。

もしもこの生徒が、「先生に復讐するために学校に行かないでおこうと決めた」ということに同意したら、次に、学校に行かないという方法では生徒だけが不利な目にあうので、復讐するのであればそれよりもいい方法がないかを一緒に考え、最終的には学校に行く方法を援助します。

ここで注目してほしいのは、この解釈投与を押し付けることがあってはいけないということです。「それは違う」といわれたら、自分の解釈にどれほど自信があったとしても撤退するしかありません。このように、来談者がカウンセラーの解釈を受け入れないことを「治療抵抗」といいます。抵抗された時に、「自分ではわかっていないだけだ」などと患者にいってはいけないのです。

医師といえども、超えてはならない一線はあります。危険な手術方法に反対する医師が、テレビ番組で「リスクを冒さなくても、三カ月も生きられたら十分ではないか」と語っているのを見たことがあります。無用な治療をしないことも含め、医学的に正しい治療をしようとするあまり、患者の意思を考慮せずに命令とも取れる質問をすれば、患者との関係を損ね、治療に対する抵抗にあうのは必至です。抵抗しないで従ったように見えても、患者が納得できないままに自分の方針に従うことは、望ましいことは思いません。

それでも、医師が閉じた質問をしなければならない場面はあります。それは、患者が治療するかしないか、するとすればどんな治療をするか決断ができずにいる場合です。家族を気遣ってためらっていることもあります。

そのような時に、「この治療を受けてみませんか」と閉じた質問をすることは、患者が決断する後押しになります。ただし、医師が医学的に正しい選択肢を提示するとしても、それが自分の都合ではなく、患者の人生に関心があることが伝わらなければなりません。そのことが伝われば、患者が医師に「はい」と答えた時、医師がいったからそれに同意したのではなく、自分で決めたことになります。

患者から正確な情報を聞き取るために

患者の診断を行うに当たっては、患者から症状や生活習慣など様々な情報を聞き取る必要があります。

患者は痛みを感じたり、身体や心に何か異変を感じたりして受診するので、医師から質問された時に、初めから何一つ答えないつもりでいるはずはありません。しかし、患者は入力すればすぐにデータを引き出せるパソコンではありません。医師の接し方や質問の仕方、さらに質問内容によっては答えることに抵抗を感じ、拒むことさえあります。

そうなると、正しい診断ができないことになり、患者にとってもデメリットでしかありません。患者が答えるのをためらわせることなく、必要な情報を得るためには、診察時にどんなことに注意しなければならないか考えてみましょう。

患者が不安であることを忘れない

接し方についていえば、医師が高圧的であれば、患者は萎縮したり反感を覚えたりして、医師に答えなくなります。今の時代、そのような接し方をする医師はいるとしても多くはないでしょうが、自分ではそんなつもりはなくても、患者が医師の対応を高圧的に感じることはあります。

医師が自分としては普通に接しているつもりでも、患者が質問の意味をよく理解できない時に、どういう意味かたずねられないというようなことがあれば、医師と患者との関係が対等ではないということです。

医師が高圧的でなく、患者がたずねようと思えば身構えることなくわからないことを問い質せる関係であるとしても、医師は症状などについて質問をする時、患者が不安であることを忘れてはいけません。受診する前に自分はこんな病気ではないかと予測し、インターネットなどで病気についてある程度知識を得ていれば、医師の話もある程度は理解でき、質問もできますが、予備知識がまったくないまま医師の前にすわると、そういうわけにいきません。思いもよらない病名を医師から聞けばそれだけで動転してしまいますし、何らかの症状があって受診する時には、患者は考えうる最悪の想像を膨らませて医師の前にすわっているのです。

医師にそのつもりはなくても、何か不治の病に罹っているのではないかという患者の不安を煽ることになりますし、生活習慣について問われると、日頃の不摂生を責められている気になるかもしれません。診断のために患者の主訴を聞くわけですが、それだけで診断に至るには十分でないので、「医師の方から質問をするのは、正確な診断をして治療するためである」といえば、患者の不安は軽減するかもしれません。

患者をあるがままに理解する

医師は患者の話を聞き、必要があれば質問をするわけですが、診断を下すのは医師にとって容易ではありません。最初に予測した診断名に引きずられてしまうことがあります。

古代ギリシアの伝説上の盗賊プロクルステスは、捕らえてきた旅人を寝台に寝かせました。そして、もしも身長が寝台よりも短ければ、頭と足を引っ張って引き延ばし、長ければ寝台からはみ出た足を切り落としました（アドラー『子どもの教育』）。

「理解する」はフランス語ではcomprendreといいますが、これには「含める」という意味があります。自分の寝台に合うように人を引き延ばしたり切ったりすると、たしかに理解（寝台の長さ）に合わせられるかもしれませんが、それは自分の都合のいいように合わせただけであって、本当に理解したことにはなりません。患者を理解するためには、寝台の長さに患者を合わせるの

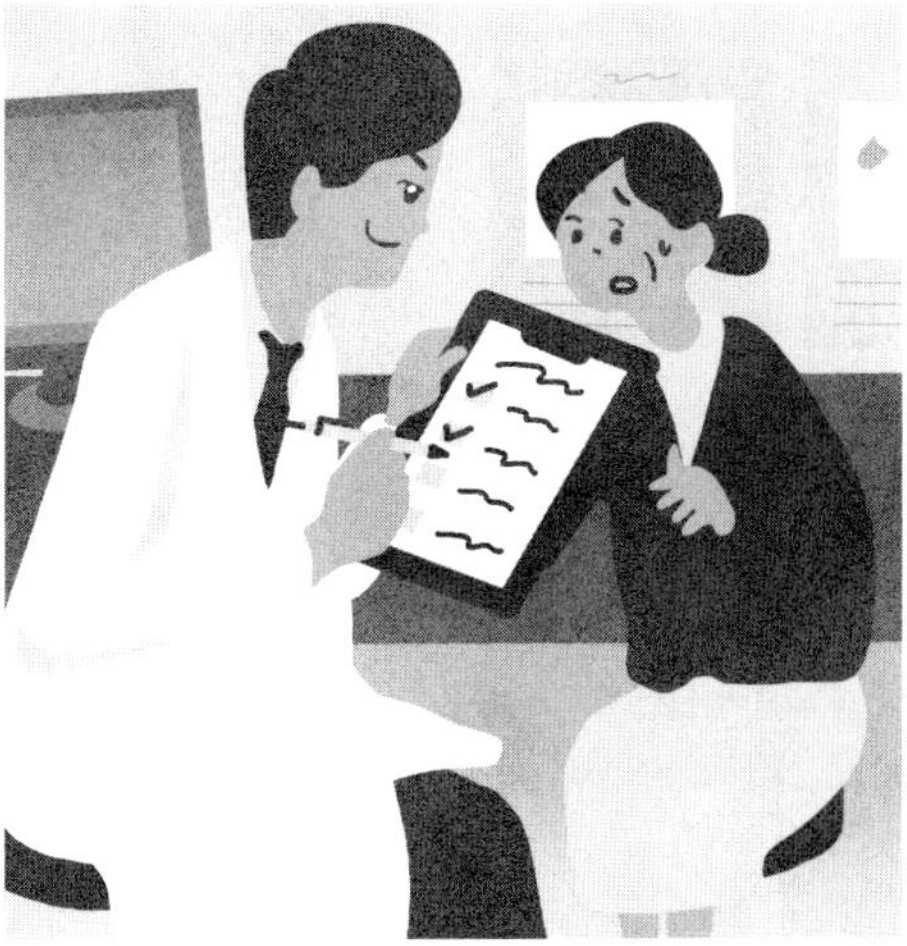

ではなく、患者をあるがままに理解するよう努めなければなりません。診断名に引きずられると、プロクルステスと同様、自分の診断の枠から逃れられなくなります。その診断名を裏付ける情報だけに目を奪われて間違った診断をしないためには、患者の情報が必要です。その際、患者の語るどの情報が診断に有用かはわからないので、患者にはどんなことでも話すよういわなければなりません。

患者が「語らない」ことも意識する

そのような情報を得るためには、質問リストから順番にたずねる時のように、「はい」か「いいえ」でしか答えられない「閉じた質問」ではなく、「開いた質問」を多用する必要があります。閉じた質問は尋問をされているように窮屈で、患者は、たずねられていないことを答えようとは思わないからです。そうなると、医師は必要最低限の情報しか得ることができません。

ただ、開いた質問をしても、試験を受ける時に出題者の意図を読む人のように、医師の期待する答えしかしない人がいます。そのような人からも、医師が予想していない、しかし、診断に必要な情報を得ることはできません。

協力的な患者の場合でも、意図的ではないにせよ、語らないことがあることも知っていなければなりません。注意して聞いていれば、一瞬言いよどむことがあるのがわかります。話をしていても、速くあるいはゆっくり話すか、どんな感情を伴って語られるかが重要なこともあります。人生の真実は余白や行間にあるからです。話されないことがあるのに気づいても、性急にたずねないで少し待てるだけの心の余裕は必要でしょう。

先に「患者を」理解すると書いたのは、診察時に必要なのが症状についての情報であっても、医師は目の前にいる患者自身、人を理解してほしいと思うからです。この医師は、症状ではなく、あるいは少なくとも症状だけではなく、「私」に関心を持って話を聞き、質問していると思えればこそ、信頼関係が生まれ協力しようと思えます。そうすることが、患者にとって自分の健康を取り戻すためにも有用であるのは、いうまでもありません。

診察室で注意すべき「大丈夫」という言葉

「大丈夫」は、診察室で医師も患者もよく使う言葉です。医師は患者が「大丈夫」といった時に、それをどういう意味で使っているかがわからなければ、対応を誤ることになります。また、医師が同じ言葉を使う時、患者がその言葉をどう受け止めるかを知っていなければ、思いもよらぬ反応があった時に驚くことになります。

患者が「大丈夫」という時、一体どういう思いでそういうのか。それを知った上で、どのような態度や言葉で応えていけばいいか考えてみましょう。

実際には大丈夫ではない「大丈夫」

患者が「大丈夫」といっても、実際には大丈夫ではないことがあります。私が心筋梗塞で倒れた時、救急車で病院に搬送されました。その時、救急隊員が私に「大丈夫ですか」と声をかけました。

夜中に目を覚ました時に呼吸が苦しく、このままでは死んでしまうと思って家族に救急車を呼んでもらったのですから、決して大丈夫ではありませんでした。それでも私が「大丈夫」と答えたのは、「息はできているから大丈夫」という意味でした。

その時点では、心筋梗塞を起こしていたとは知らなかったので、他にもたずねられたことには自分で答えていました。ほどなく、話そうとすると苦しくなりました。もしもその時に「大丈夫か」とたずねられたら、大丈夫とは答えなかったでしょう。

このような緊急時ではなく、診察室で医師から大丈夫かと問われたのであれば、大抵は「大丈夫」と答えられる状況でしょう。もっとも、急激に重篤な症状が出たとか、しばらく処方された薬を飲んでいたのに、一向に改善が見られないので受診したというのであれば、「大丈夫」とは答えないでしょう。

患者というのは、日本語では「患う人」という意味ですが、英語のpatientは「苦しむ人、耐える人」という意味です。patientの語源は、「耐える、我慢する」という意味のラテン語patiorです。patiorの現在分詞がpatiensで、英語にはpatientの綴り字で取り込まれました。患者は我慢する人、耐える人なので、大丈夫かとたずねられたら、「大丈夫」と答えるのです。その意味は、苦しくないということではなく、苦しみを我慢しているということです。

早く診察を終えたいと思う時にも、患者は大丈夫というかもしれません。患者としては、診察までに長い時間待った分、時間をかけて診てほしいと思う一方で、正直に気になることをいうことで診察が長引いた

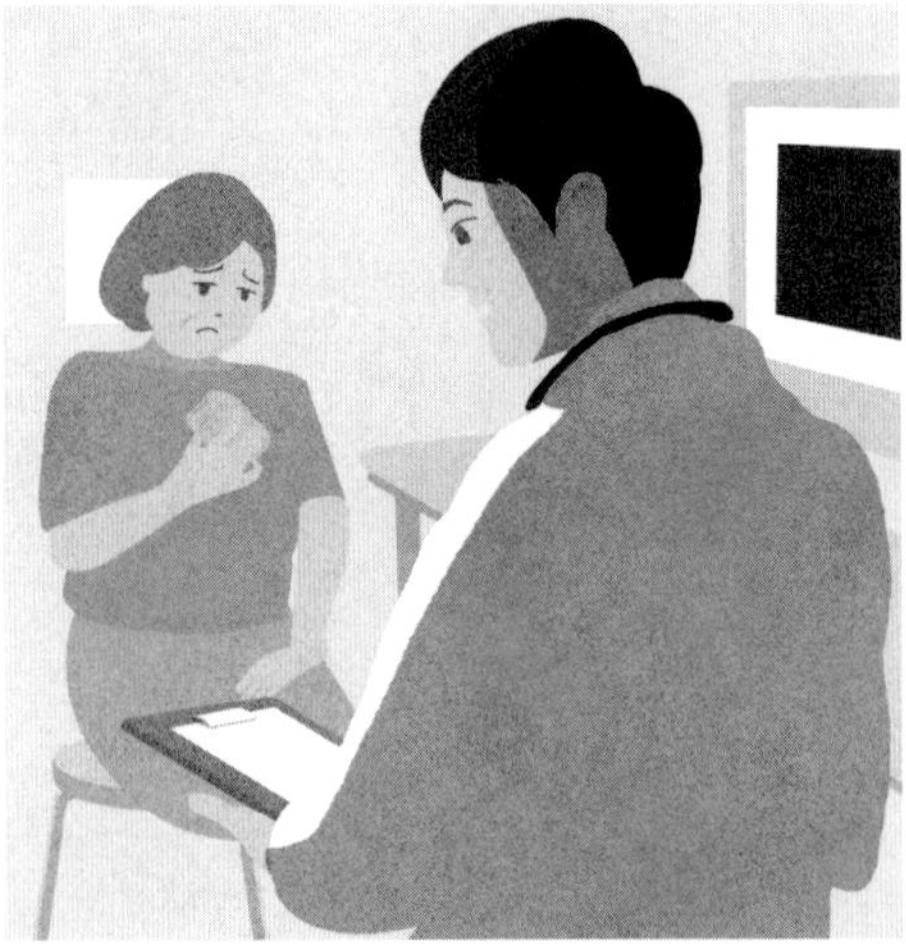

ら困るとも思います。

本当のところは、診察が長引くことが困るのではありません。患者は診察を受ける時、不安でたまらないのです。医師が患者として受診する機会があれば、患者が大きな問題を指摘される前に早々に退散したくなる気持ちがわかるかもしれません。

とはいえ、実際には大丈夫ではないのに「大丈夫」と患者が答えると、治療に支障をきたします。もちろん、検査データがあれば、患者がどう答えようと大丈夫ではないことはわかりますが、データだけではわからないことはあります。検査結果を時系列に沿って並べた時に、前回受診時から顕著な違いがあれば、この間に何かあったかはたずねなければわかりません。

患者が「大丈夫ではない」といえるために

どうたずねたら、患者が「大丈夫ではない」といえるか。対処法はあります。

まず、「大丈夫ですか」という「はい」か「いいえ」でしか答えられない「閉じた質問」をしないことです。「その後お変わりありませんか」というのも同じです。変わりがない、大丈夫だと患者が思ったら、「はい」で終わってしまいます。私はカウンセリングで「その後どうですか」という質問をします。「はい」「いいえ」では答えられない、「開いた質問」をすることが必要です。

ただし、この問い方にも問題がないわけではありません。身体の不調や痛みなどを言語化することは容易ではないからです。開いた質問をすると患者は黙ってしまうかもしれませんが、黙るのは「大丈夫ではない」ということなので、医師は患者が状況を言語化できるよう援助をしなければなりません。その時には、閉じた質問によって病気を特定していくことができます。

次に、「大丈夫」という言葉を、患者によって違う意味で捉えていることを知っておくことです。「何も不調がない」ということと解しているかもしれませんし、「致命的な状況でない」ことと解しているかもしれません。前者であれば、少しでも不調を感じたら大丈夫だと思わないでしょうし、後者であれば多少（実はかなり）不調でも大丈夫だと思うでしょう。

治療に当たっては、患者によって捉え方が違うと必要な情報を得られません。患者には、少しでも気になることがあれば、大丈夫かそうでないかという判断は医師に任せ、どんなことでも気にかかることがあれば話すようにいわなければなりません。

さらに、話すことをためらう人には、包み隠さずに話すことが治療に有用であると伝えます。禁酒や禁煙をするようにと医師からいわれていた人が、飲酒、喫煙したことを医師に告げることには勇気がいるでしょう。そのような患者には、黙っていたら適切な治療ができないこと、本当のことをいったからといって決して責めたりしないことを、伝えなければなりません。

医師が「大丈夫」といっていい時、よくない時

医師についても考えておかなければなりません。医師が「大丈夫」と患者にいうことがありますが、いっていい場合と、よくない場合があります。安易に「大丈夫」という言葉を使うと、状況によっては患者との信頼関係を壊すことになるかもしれません。過剰な、あるいは根拠のない不安を持っている患者には、「大丈夫」といわなければなりません。過剰な不安に囚われてしまうとそれだけで絶望し、治療に励まないことになってしまうからです。

ただし、慎重にいわなければなりません。現に不調や苦痛を感じている患者に「大

丈夫」といってしまうと、突き放されたように思うからです。私は医院で働いていた時、激務のために身体を壊したことがありました。原因がわからず、大きな病院で精密検査を受けたものの、検査結果では何の問題もなく、その時医師から「大丈夫」といわれました。たしかに検査をしても異常は見つからなかったのですが、「それならこの体調不良は何なのか」と問うた時、医師は「自分の手には負えないので、カウンセリングを受けなさい」といいそうでした。その医師は、私がカウンセラーだとは知らなかったでしょうが。

反対に、「大丈夫ではない」といわなければならないことがあります。もっとも、「大丈夫ではない」という言い方は適切ではないかもしれません。事実を伝える必要があるということです。医師が事実を伏せ、患者が必ず治ると思っていたのにもかかわらず症状が悪化すると、患者がその事態を受け入れることは容易ではないからです。

患者や家族にとって、根拠のない安心は不要です。受け入れるのは容易ではありませんが、本当のことをいってもらえた方が安心できます。母が脳梗塞で倒れ、ついに意識もなくなりました。主治医は私を呼んで、現状を包み隠さず説明しました。わずかばかり持っていた回復の希望は潰えましたが、おかげで母との最後の日々を穏やかに過ごすことができました。

「脅し」にならずに患者の行動変容を促す

激しい痛みがあれば迷う余地もなく受診するでしょうが、最近何か異変を感じているので一度受診した方がいいと思っていても、受診しようとしない人はいます。なぜ受診しようとしないのか。死に至るかもしれない病気に罹患している事実を知りたくないということがありますが、治療のために生活を変えなければならないことを恐れるというのも大きな理由です。

もちろん、実際に受診してみれば、恐れていたような病気ではないかもしれませんし、特段生活を変える必要はないことが明らかになるかもしれません。しかし、薬を服用したり、飲酒や喫煙をやめたり、食事を制限したりしなければならなくなると、生活というよりも生きることが制限され、そのため生きる喜びが奪われる気がするかもしれません。

それでも、何か症状があって、それを改善するために、一時的に行動の制限を強いられるのであれば、治療のために服薬し、生活習慣を改善してみようと思えるでしょう。一方、症状がないのに、服薬や生活習慣を変えることを勧められたら、なぜそうする必要があるのかと患者がとまどったり、抵抗したりするのは当然のことだといえます。

今は病気やその兆候を早期に発見し、「未病」の段階から病気を予防したり、進行を遅らせたりすることが重要であるとよくいわれます。とはいえ、何の自覚症状もなければ、未来のために行動改善の努力をすることは難しいでしょう。どうすれば医師は患者に行動の変容を促せるか考えてみましょう。

「脅し」は反発や絶望を生む

まず、脅しのように聞こえる言い方は避けるべきです。

例えば、「酒（たばこ）をやめないと、食事を制限しないと、薬を飲まないと大変なことになる」というような言い方をすると、反発される可能性があります。喫煙についていえば、目の前の医師にいわれるまでもなく、これまでも多くの人から禁煙を勧められてきたでしょうから、今さら脅されたところでやめないでしょう。

「生活習慣病」という言葉も、病気は自己責任だと責められているような印象を私は持ってしまいます。自覚症状はなくても検査結果がよくなかった時に、まったく思いもかけないことというよりは、思い当たる節があるような人は不安になります。不安になった患者に追い打ちをかけるように、「このままでは大変なことになる」というようなことをいえば脅されたと思い、目下何の症状もなくても、致命的な病気になる可能性があると知っただけで絶望するかもしれません。

反対に、検査結果を伝えても、自分事として受け止めない人もいます。「明日にでも脳卒中や心筋梗塞を発症しうる」といってみたところで、リスクを実感できないからです。

「長年喫煙してきたが問題はなかった」とか、「喫煙している人で長生きをしている人をたくさん知っている」というようなことをいうでしょうし、明日倒れるかもしれないといわれても、自分は大丈夫と思う人もいます。そのような人は、服薬していても目に見えて効果が感じられなければ、たとえ薬が切れても来院しなくなるかもしれません。

だからこそ、このような患者の病気についての楽観主義を斥けるために脅してしまうのでしょうが、脅さないにしても、何らかの仕方でリスクを実感させるという方法しかないのか、考えてみなければなりません。

治療中は「仮の人生」ではない

行動を変えなければどうなるかということを感情的にならず淡々と説明しても、リスクを実感することで行動を改善させようと思っている限り、患者は反発します。医師のいうことが理解できないのではなく、受け入れたくないというのが本当です。自分事として受け止めないのではなく、たとえわずかな確率であっても、致死的な病気になる可能性があると知っただけで、もはや元には戻れません。そこで、現実を受け入れないために医師の助言を撥ねつけるのです。

今のままだとどうなると思うかと患者に問うて、実際に患者が行動を変えるかどうかは、医師との関係にかかっています。信頼関係がなければ、「いわれなくてもわかっている」と患者は思うでしょう。医師がいうことが正論であっても、皮肉や脅しや挑戦に取られかねませんし、思い当たる節があればいよいよ反発してしまいます。医師のいうことを受け入れると負けと思うような関係では、感情的にならずに論理的に説明しても、甲斐はあまりありません。

行動変容を促すためには、症状の改善や未病の予防、それ自体が治療の最終目標ではないことを知っていなければなりません。症状がある時は、その症状を改善することが治療の目標になりますが、その場合でも、患者にとって治療中は仮の人生で、治療後に本当の人生が始まるのではありません。治療の過程以外の人生はないのです。

したがって、治療に有効であっても、未

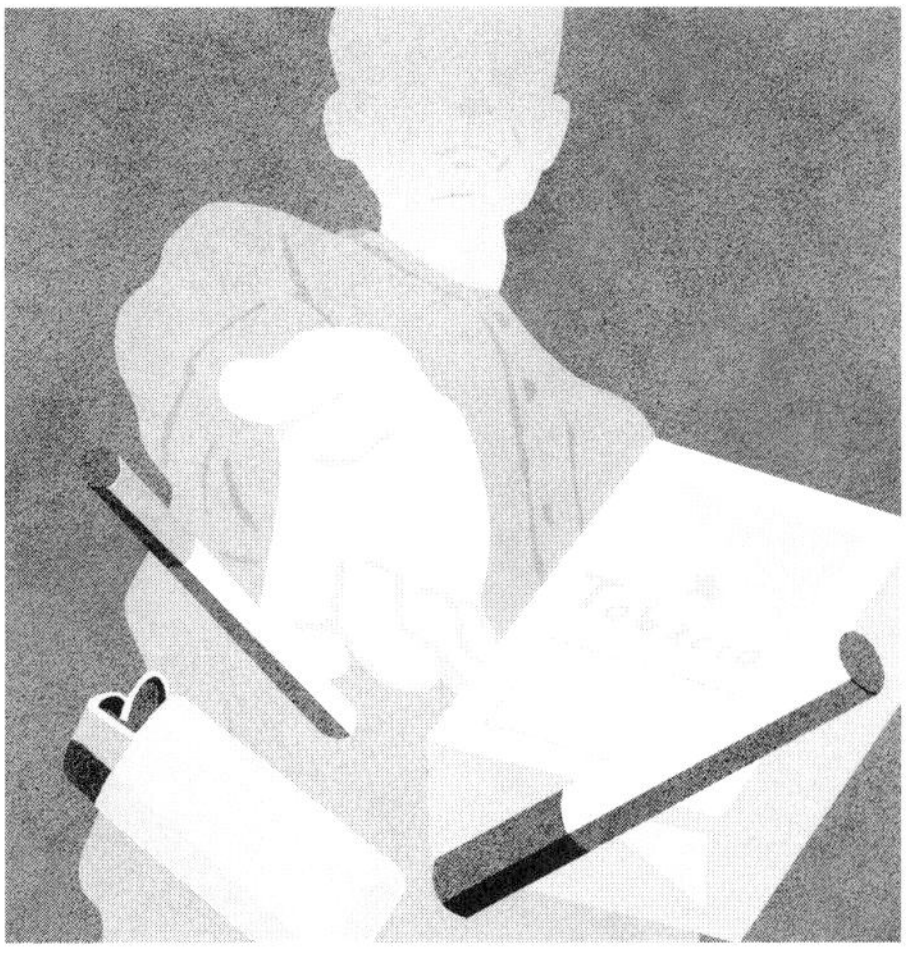

来の人生のために今の人生を犠牲にすることになると思ったら、患者は抵抗するでしょう。目下、顕著な症状がない、もしくは一見無症状であれば、これまでしていたことが制限されるばかりで、窮屈な思いをすることになります。

とはいえ、まったく前と同じ生活をすることはできません。患者にとっては、医師からの服薬や生活習慣改善の指示を受け入れることは、従前の行動の「断念」です。患者にとっては、行動変容というよりはむしろ、従前の行動の断念であるということを、医師は知っておく必要があります。そして医師は、「断念」が自由の制限ではないことを患者に教えなければなりません。

行動の「断念」は自由の制限ではない

三木清が、断念について次のようにいっています。

「断念することをほんとに知っている者のみがほんとに希望することができる。何物も断念することを欲しない者は真の希望を持つこともできぬ」（『人生論ノート』）

三木は希望にも断念にも「ほんとに」「真の」と限定をしています。初めからすべてを諦めているような人は、本当の意味で断念することを知らないのです。反対に、何も断念できない人は、真の希望を持つことはできません。

人生においては、多くのことを諦めなければならないことがあります。歳を重ね若い頃のように身体の自由がきかなくなったり、病気になったりすると、これもしたい、あれもしたいという希望を諦めることを迫られます。

しかし、いつまでもできなくなったことばかりを思って後悔するのではなく、できることをするしかありません。治療中の「今」を、不自由を克服するために生きるのではなく、できることをすることで「今」を生きるのだと思えれば、「断念」の中に希望を見出すことができます。

私は心筋梗塞で入院していた時、医師に「これからどんなに状態が悪く、たとえ一歩も外に出て行くことができなくても、せめて本を書けるくらいにはよくしてほしい」といったことがあります。

この言葉に医師は直接答えず、「本は書きなさい。本は残るから」といいました。私が死んでも本は残るということかとも思いましたが、その時点ではどうなるか医師も断言はできなかったでしょう。しかし、多くのことを断念することになっても、本を書けるまでは回復することを約束してもらえたと思いました。

そこで、私はきちんと服薬し、入院する以前の不規則な生活を改める決心もすることができました。その決心ができたのは、医師が他ならぬ私と向き合っていると実感できたからです。医師は私の「真の希望」が何かわかっていたのです。

病気の再発を防ぎ、将来起こりうる病気を予防することも、医療費や介護費を抑えるため、つまり社会のためではありません。そのような意図があからさまであれば、受診しようとは思わないでしょう。

患者一人ひとりの人生に向き合う余裕はないという人もいるかもしれませんが、医師にとって診察する患者は多くの患者の一人であっても、患者にとって医師はたった一人のかけがえのない人であることを、忘れてはいけないと思います。

患者の治療への意欲をどう引き出すか

治療してよくなるのは患者自身であり、医師は患者がよくなるための援助ができるだけです。よくなろうとする意志があるからこそ、医師は専門知識を活かして患者の援助ができるのです。

ところが、患者によくなろうとする意志、意欲があまり、あるいはまったくないことがあります。どうすれば、患者の治療への意欲を引き出せるのでしょうか。

「これからどう生きたいか」を知る

もちろん、よくなろうとする意志さえあれば治るわけではありません。よくなりたいと強く願っても、そうはならないことはあります。それでも、治療の過程で患者の治ろうとする意志が強ければ、患者の協力を得やすくなります。

なぜ患者の協力が必要かといえば、治療では痛みがあったり、副作用を伴う服薬が必要なこともあったりするので、患者が積極的に治療を受けようとしなければ、治療が遅れたり、まったく進まなかったりするからです。

また、患者の協力が必要なのは、医師は一般的な人ではなく、目の前にいる他ならぬ「この人」を治療するからでもあります。医師は専門家なので、病気については当然知識がありますが、診断や治療に当たっては、患者から症状についての説明や情報を得ることが必要です。「この人」についての情報は、本人からしか知ることはできないのです。

このように、どんな治療をするかについても、「これからどう生きたいか」という患者自身の考えを無視して決めることはできません。患者に治ろうとする意志がないのに、無理に治療を行おうとすることは、医師ができる援助の域を超えています。

患者が治ろうという意志を持てない理由はいろいろあります。終末期でこれ以上の治療を受けることを望まず、自分らしく生きたいと考える人。仕事がつらいので、治って元の生活に戻りたくないという人もいるかもしれません。また、もはや治らないと思って、この先のことを考えて不安に押しつぶされそうになって、塞ぎ込んで何も手につかなくなってしまっている人もいるでしょう。

治療を受けるか受けないかは患者が自分で決めることであって、医師といえども原則的には介入できません。よくなりたくないと本人が決心すれば、その翻意を促すのは容易ではありません。しかし、目の前に病気の患者がいるのに、患者が治療を望まないからといって、何もしないというわけにはいきません。とりわけ、実際には治る可能性があるのに「治らない」と思っている患者には、手を差し伸べたいと思うでしょう。

どう思われるかを考える前に、意志を表明する

それでは、医師は何ができるでしょうか。

次のような状況を想像してみてください。電車の中で立っている人を見て、席を譲るか譲るまいか葛藤する人がいます。そのことを相手は望んでいないのではないかと思うからです。実際、高齢であると思われることを嫌って、席を譲られると嬉しく思わない人はいます。

しかし、たとえそういう人がいるとしても、自分としては席を譲りたいと思うのであれば、その意志を表明していけないわけではありません。もちろん、席を代わらなくていいといっている人を強引に席につかせることはできませんが。

患者が様々な理由から治療を受けたくないと思っているのであれば、先に見たように、医師が介入することは難しいでしょう

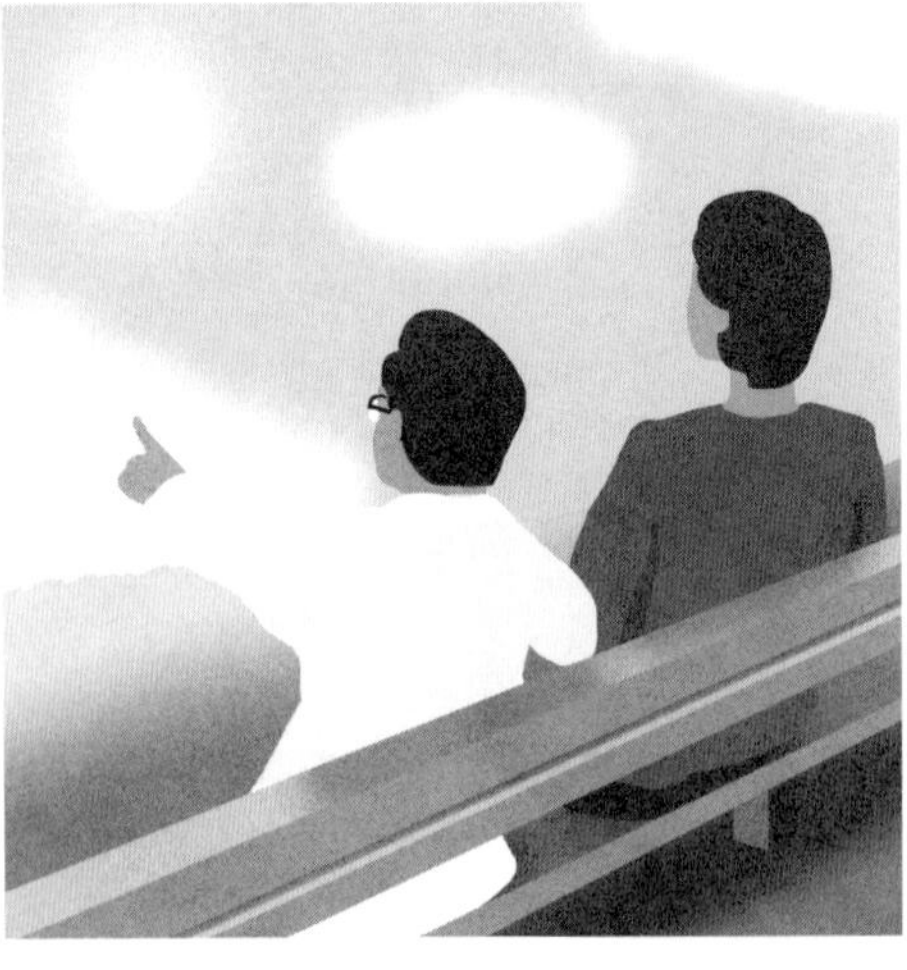

が、それとは別にできることが二つあります。

一つは、席を譲ろうとした人からどう思われるかを考える前に、席を譲る意志を表明してもいいように、患者がどう受け止めようと「私はあなたを治療する、あなたがよくなるよう援助したい」と告げることです。

次に、よくなれば、その後、患者がどんな生き方をするかについては何もいえませんが、「よくなってほしい、生きてほしい」ということはできます。よくなって会社に復帰するかしないかなどは患者が決めることですが、「会社に復帰しないために治らないでおこうと考えるのは間違っていると思う」とはいえるでしょう。

治る見込みがないと思っている人に対しても、実際には治る可能性が高いのであれば、少しでもよくなれば気分も変わる、その上で今後のことは考えればいいという話はできます。

医師ができることは社会復帰の手伝いではありません。社会復帰しようがしまいが、人間の価値は生きることにあると教えることです。

京都であった放火殺人事件の被告は退院時、治療スタッフに「人からこんなに優しくしてもらったことは今までなかった」と感謝の言葉を伝えたといいます。社会の中で自分の居場所がないと感じていた被告が、自分がしたこととは関係なく懸命の治療をする医師らを見て、人間として受け入れられたという経験をしたのではないかと想像します。

このケースは特殊だと思えるかもしれませんが、どんな治療も基本的には同じです。社会の中で、また家族の中で自分の居場所があると感じられない人であっても、医師との関係の中で自分の価値を見出すことができれば、患者のその後の人生は変わります。

受診することは「当然」ではない

ここまで、治ろうとしない患者について書いてきましたが、私は患者に治ろうという意志がないとは思わないのです。カウンセリングをしてきた中でも、たしかにそう見える人はいますし、希死念慮のある人も多かったのですが、そのような人でも受診するというのは、よくなりたいと思い、生きる意志があることの証左なのです。

患者が受診予約した日にやってこないとしても、また薬を指示通りに飲まないことがあっても、受診すること、指示通りでなくても薬を飲み続けているということに注目しなければなりません。

ある時、希死念慮のある人が、カウンセリングの初めに、歯列の矯正を始めたといいました。すぐにでも死にたいという人が、何年もかかる矯正をするとは思えません。言葉よりも行動が患者の本心を表しているのです。患者自身も、よくなりたいと思っていることに気づいていないかもしれません。

そのことをわざわざ指摘する必要はありませんが、受診したことを当然のことと思わず、「今日も診察にきてくれて嬉しい」という意味の言葉をかけることはできます。

医師はいつ患者から「信頼」されるか

治療に当たっては、医師と患者との間の信頼関係が重要であることを、ここまで見てきました。ここで改めて、信頼関係とは何か、信頼関係を取り結ぶためには何が必要かについて考えてみます。

救いが期待されていなければ、困った時に、誰かに救いを求めたりはしません。しかも、危急の際には、親や友人など親しい人だけではなく、誰に対してでも救いを求めます。

和辻哲郎は次のようにいっています。

「人は、他の人々をすでに初めより救い手として信頼しているがゆえに呼ぶのである」

(『倫理学』)

中には、怪我人を見ても避けて通る人もいるでしょうが、それでも、他者は救いの手を差し出す者として信頼されているのです。救いを呼ぶ声を聞くということは、信頼の声を聞くということです。

このような信頼は、人命が危急に瀕するというような特別な場合にのみ見出されるのではありません。例えば、道に迷った時には、見知らぬ人であっても近くを通りかかった人に道をたずねます。

「その人がいかなる人であり、いかなる心構えを有するかを全然知らない場合でも、彼はこの人が彼を欺かず彼を迷いから救い出してくれると信じ切っているのである」(前掲書)

この場合も、悪意からではなくても、間違ったことを教える人はいるでしょう。「しかし、それは当然期待さるべき親切な態度が欠如している場合に過ぎぬ」(前掲書)であり、他者への信頼を覆すことはありません。一度嘘を教えられたからといって、その後、道をたずねるのをやめたりはしないでしょう。総じていえば、人間の行為は信頼の上に成り立っています。他者を信頼することなしには、電車に乗ることも道を歩くこともできません。

患者は医師を「救い手」として信頼する

医師と患者の関係においても、信頼は必要です。痛みがあったり高熱を発したりした時、患者は医師を「救い手として信頼している」のです。

和辻は、次のようにいっています。

「信頼は冒険であり賭けである」(前掲書)

救いを求める時には人を選びません。

「人が信頼に値する能力を持つことを前提として、いきなり彼を信ずる。それが他への信頼である」(前掲書)

患者は受診する時、医師についてある程度調べることはあるでしょうが、緊急時であれば、あるいは普通に受診する時でも複数の医師が診察していれば、主治医を自分で決めることはできないでしょう。誰に診察してもらうことになっても、患者は医師を信頼するしかありません。しかも、患者が医師を信頼する時、その信頼は自分の生と死を賭けることなのです。

医師がこのような患者の信頼に応えるためには、まず患者が診察室の椅子にすわり、対面した途端に、その患者が誰であるかに関係なしに信頼しなければなりません。次に、治療する約束をしなければなりません。

「信頼の現象は単に他を信ずるというだけではない。自他の関係における不定の未来に対してあらかじめ決定的態度を取ることである」（前掲書）

「約束する能力」を持つために

未来がどうなるかは決まっていません。それにもかかわらず、人は約束をする時、本来責任を取れるはずがない「決定的態度を取る」のです。それが「約束」するということです。

和辻は、ニコライ・ハルトマンの言葉を引いて、「約束できる能力」とは「与えられた一定の言葉に対していまだ実現されない事態が合致すべきことを保証する能力」（前掲書）であるといっています。

「未来はどうなるかわからない」と思ったら、約束はできません。何かを約束する時、未来が不定であることを引き受け、その上で、言葉に発せられた「いまだ実現されない事態」を実現できる能力を持つ人が、「約束する能力」を持っているのです。

医師が「治療する」という言葉を発した時、その言葉を「いまだ実現されない事態」と合致させることは、時に容易ではありません。しかし、その能力を持っている医師は、患者から「信頼に値する能力」（前掲書）のある人と見なされるのです。

「信頼に値する能力を持つ者、すなわち信頼するに足る者は、約束通りの事態が実現せられるまでその意志を変えない」（前掲書）

医師であれば、途中で治療を断念しないということです。

「未知なるもの」の中へ飛び込む勇気

アルフォンソ・リンギスは、「信頼という行為は、未知なるもののなかへ跳びこむことだ」といっています（『信頼』）。

もしもすべてが明々白々で、未知なことが何一つなければ、そもそも信頼する必要はありません。信頼するというのは、未知なことがある時、それを主観的に補うことであるとリンギスはいっています。医師はこれを知識で補い、そうやって、まず自分を信頼できなければなりません。

　患者が指示通り服薬するかどうかも「いまだ実現されない事態」「未知なるもの」ですが、これは医師が補わなければなりません。もとより、患者が医師の指示を受けて治療に専念するかどうかはわかりませんが、患者が受診したということは、よくなりたいという願いの表れです。治療の過程で何があっても、この患者は最後まで意志を変えない「信頼に値する能力」がある人だと見て、患者への信頼がいささかも揺らぐことのないようにしなければなりません。

　無論、患者がいつも必ずよくなるわけではありません。その場合でも、根拠のない安心を与えるのではなく、現状を包み隠すことなく話しても、それを患者が受け入れ

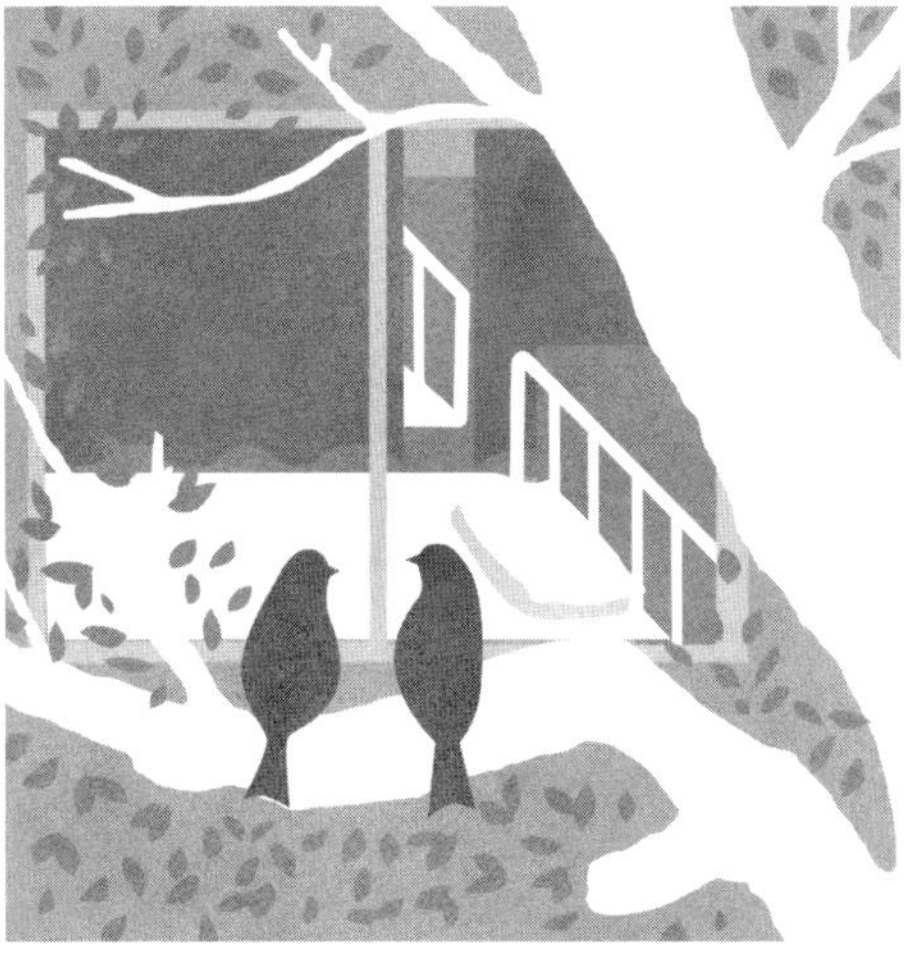

られると信頼できれば、率直に対話できるようになります。信頼関係は、医師と患者が未知なるものの中へ飛び込む勇気を持つことを可能にするでしょう。

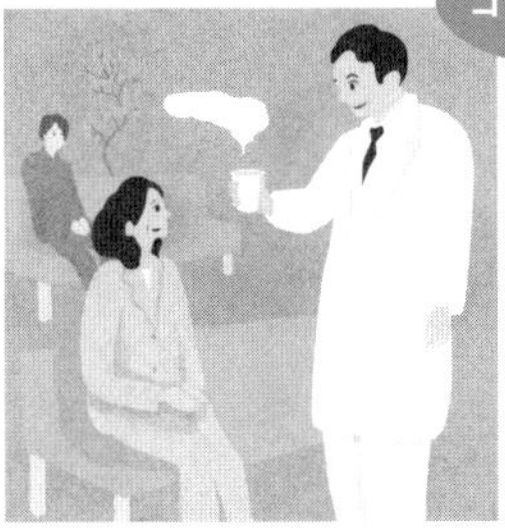

医師と患者の正しい距離感

医師と患者はどこまで親しくなっていいのか

医師と患者の正しい距離感について考えてみましょう。

対人関係は三つあります。仕事の関係、交友の関係、愛の関係です。三つ目の愛の関係には、パートナーとの関係と家族関係を含みます。関係の近さと持続性によって、仕事、交友、愛の関係の順に関係は難しくなります。

仕事の同僚と友人になる必要はありません。たとえ同僚が人間的にどうかと思うような人であったとしても、職場を後にすれば、その人のことで心を煩わされる必要はないのです。

職場の同僚と気があって、仕事以外での場面でも時々会って話をするようになれば、それは交友の関係です。さらに親しくなって結婚しようという人が現れれば、その人との関係は愛の関係です。

それでは、医師と患者との関係はこのうちのどれに当てはまるでしょう。先の説明に即せば仕事の関係ということになりますが、実際には簡単に仕事の関係と割り切ることはできません。もちろん、ビジネスライクに診察している医師はいるでしょうが、たった一度きりではなく継続して診察するのであれば、何らかの仕方で患者に関心を持たないわけにはいきませんし、だからこそ、患者との距離感が問題になってくるのです。自分が診ている患者が回復すれば嬉しいですし、自分の落ち度でないとしても患者が亡くなると、そのことを長く引きずることもあります。

もしも、診察時間が終われば もはや患者のことをまったく考えないでいられたら、患者との関係は先の分類でいえば仕事の関係ということになります。しかし実際には、患者との関係は仕事を超えて、近いものになっていきます。医師と患者は「人」として関わるからです。「人格」として関わるともいえます。

「人」として関わる

哲学者の波多野精一が「人格」の成立について、次のようにいっています。

窓に倚りかかって道行く人の姿を眺めているとする。その時、目に映る人は「人」とは呼ばれているけれども、厳密にいえば、「人」ではなく「もの」である。ところが、その中の一人が立ち止まって、振り返った。彼が口を開いた。その人はわが友だった。その人と言葉が交わされる。この時、「人格」が成立したのだ（『宗教哲学』）。

医師の前にいる患者は、この波多野の説明によれば、「もの」ではなく「人」であるはずです。人格的な交わりである医師と患者の関係は、これに近いものになります。

それでは、関係が近ければいいかといえば、そうではありません。精神科医の吉松和哉は次のような自身の体験を書いています（『医者と患者』）。

夜間に急性虫垂炎で緊急入院した吉松は、その時付き添ってくれた夜間当直看護師が実に美しく見えたが、それはこの世の美人というより、天使のような優しさと美しさだったといいます。それからは夜の巡回時に看護師に会えることに期待を持っていましたが、病気が回復するにつれて、その看護師の神秘的ともいえる美しさが徐々に色褪せ、普通の若い看護師に変貌していきました。

ずいぶんと失礼な話だとも思いますが、吉松はこの時の出会いを「不安の故に誰かにすがりつきたいような心細さを癒してくれる対象との出会いという体験」だったといっています。ここには二つの問題があります。

まず、このような関係においては、患者は医師への依存関係になるということです。とりわけ、重い病気にかかった時には、患者は自分が無力であると感じ、医師に全面的に頼りたくなります。

次に、「誰かにすがりつきたい」と吉松はいっていますが、このような依存関係にある時には、相手は誰でもいいことになります。誰でもいい人は、「人」ではなく「もの」なのです。

依存関係に陥らないために必要な「患者の自立」

依存関係にならないためにどうしたらいいか考えなければなりません。

病気になった子どもについて、アドラーが次のようなことをいっています（『教育困難な子どもたち』)。子どもは病気になると、まわりの人が自分のために献身的に働いてくれることに気づきます。ところが、よくなるにつれて自分への関心が薄れてきます。回復すれば当然そうなるでしょう。しかし、失われた自分への注目を取り戻すために病気がぶり返すことがあるので、病気の時ですら自立心を失うことがないようにしなければなりません。

医師と患者との関係においても同じことが起こります。私は精神科の医院でカウンセリングをしていたことがあります。カウンセリングは始めるのは簡単です。「今日はどんなことでこられましたか」と話し始めればいいのです。しかし、終われないのです。もちろん、ずっとカウンセリングを続けるわけにはいかないので、いつかは終わらなければなりませんが、「今日でカウンセリングは終わりにします」というと、見捨てられたと思う人がいます。

そうならないためには、カウンセリングを終えても自力で生きていけるよう、最終的には自力で問題を解決したと思ってほしいのです。本当のところは、カウンセラーがただ話を聞くだけでなく、問題解決の糸口を見つける手助けを多々するのですが、最終的には「自立」してほしいので、「先生のおかげでよくなった」といわれないように気をつけなければなりません。

医師もカウンセラーも、患者の回復を自分の手柄にしてはいけないという点では同じでしょう。少しでもこのようなことを考えると、医師やカウンセラーが患者を依存的にすることになります。先に引いた吉松は「熱心な関わり」と「冷静なつき放し」という言い方をしています（『医者と患者』）。つき放さなくてもいいですが、いつも患者の自立を念頭に置いておかなければなりません。

熱心だが熱すぎない関わり方

「熱心な関わり」についても付言するならば、私は医師と患者の関係が熱くなくてもいいと考えています。若い医師から相談の電話がよくかかってきたことがありました。その若い医師は、熱心さのあまり患者の治療に入れ込みすぎて、寝ても覚めても患者のことが頭から離れず疲弊している様子でした。これは関係が近すぎるのです。「弱者」である患者は、医師が熱心すぎるとただでさえ依存的になりますが、場合によっては恋愛関係にまで発展しかねません。そうなると、冷静な判断ができなくなってしまいます。

熱心だが熱すぎない関わり方があるかといえばあります。以前、通院していた病院の皮膚科では、週に一日だけは若い医師が代診していました。主治医は視診も触診もあまりせずに、前回と同じ薬を処方するということが続いていたので、私はその日を選んで受診してみることにしました。

私は少し不安だったのですが、その医師は、主治医が書いたカルテだけに頼らずに自分で判断し、その上、主治医が処方している薬を変えました。症状についての説明は論理的で明解でした。以後、この医師の診察を受けることにしたのですが、それは主治医には感じられなかった熱意と近さを感じたからです。

医師と患者との距離が適切であるためには、患者が「人」として接してもらっていると感じられることが必要です。しかし、そのことは医師と患者という関係を超えて関わるというようなことではありません。医師にとって診察する患者は、多くの患者の一人でしかないかもしれませんが、患者にとって医師はたった一人のかけがえのない人です。その医師が限られた時間であっても、真摯に自分のために尽力していると感じられれば、医師と患者の距離は適切なものだといえます。

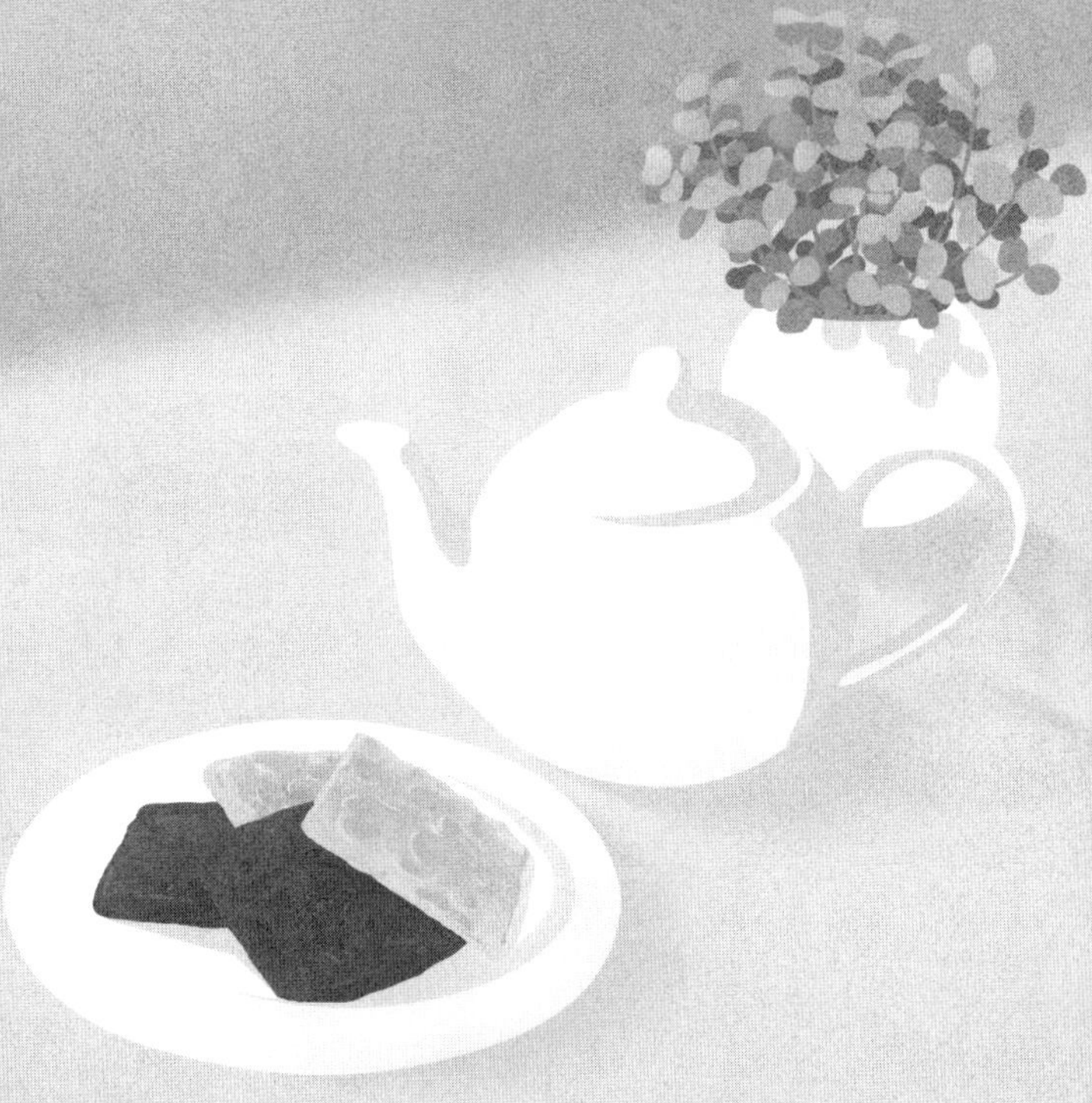

第二章

薬を正しく使ってもらうために

「これは強い薬ですか」とたずねる患者の本心

診療の中では、医師が患者に薬を処方する場面が多くあります。本章では、患者に適切に薬を服用してもらい、治療を進めていくために、医師が持つべき心構えについて考えます。

まずは、医師が患者に対して薬を処方する際、患者から「これは強い薬ですか」と訊かれた時に、どう対処すればいいか考えてみましょう。

「強い薬」という表現自体が漠然としたものです。薬の効果の強さなのか、副作用の程度なのか、それとも薬が効く期間が長いということなのか、この言葉を患者がどういう意味で使っているかは判然としません。

ただ、この問いが厄介なのは、「強い薬」という表現の多義性によるというよりは、この問いを患者がどういう意図で発したのか、医師も、実のところ患者自身もよくわからないところにあります。それでも、患者がこのように問うた意図がわからないままにこの問いに答えると、患者との信頼関係を損ねることにもなりかねません。

患者の関心は「よくなる」こと

「これは強い薬ですか」という問いがどんな場面で発せられるか想像してみました。

私が長年住み慣れた街から新しい街へと引っ越した時、かかりつけ医を探さなければなりませんでした。ある日、前に通っていた病院で処方されていた薬がいよいよ底をついてきたので、近所の皮膚科を受診しました。初診だったので、以前通っていた病院でどんな薬が処方されていたかを問診票に書き、口頭でも医師に説明しました。

この時、以前と同じ薬を処方されたのであれば、とりあえず安堵したでしょう。しかし、初めて私を診察した医師は思いがけず、これまでとは違う薬を処方しました。私としては、同じ薬が処方されないとしても、同じ効能があり皮膚の状態が良好に維持されるのであればどんな薬でもよかったのです。ただ、その薬についての知識を持ち合わせていなかったので、私は前に処方されていた薬と新しく処方された薬の効能の違いについて知る必要がありました。そこで、私は「これは強い薬ですか」とたずねましたが、効能を問うただけで、「強い」という言葉には他に特別な意味は含まれていませんでした。

総じていえば、症状を改善するためだけに受診する人は、自身の治療には関心があっても、医師がどんな人かということにはあまり関心がないものです。

「お変わりありませんか」

「はい」

「では、いつもと同じ薬を出しておきましょう」

「お願いします」

こんなやり取りでも満足できます。

保守的で変化をあまり好まない人も、薬が変わらなければ安堵します。しかし、これはあくまでも症状が安定している時の話です。体調がよくない時や、薬があまり効いていないのではないかと思って受診した際に同じ薬を出されると、おざなりな診察をしているのではないかと不信感を持つかもしれません。

薬が変わる時には、誰でも多少なりとも不安になります。その理由がきちんと説明されたら、患者は安心できます。従前の薬よりも量が減ったり「強くない」ものに変わったりしたら、養生した甲斐があったと思えますが、薬が変わり、それがなぜなのかが説明されなければ不安になります。この時、患者は医師に「これは強い薬ですか」とたずねるのです。

これは強い薬なのかと問う患者の中には、主導権を握りたい人がいます。薬を自分で決めようとしたり、「そんな強い薬を飲んで副作用が起きたらどうするのか」と医師にいったりすることで、自分を優位に置こうとします。これは症状の改善よりも、医師との関係が大事だと考えているのです。このような人とどう接するかは後で見ます。まず、一般的な対応の仕方を考えます。

症状が悪化しているのであれば、何としてもよくなりたいと思うでしょうし、強い薬でも症状が改善するのであれば、医師の指示通りに服用するでしょう。「これは強い薬ですか」と問うのは、「これを服用すれば必ずよくなるのか」と医師に確認するためですが、副作用のことも気にかかります。

実際、新型コロナウイルスのワクチン接種に際して、接種すれば感染や重症化のリスクが下がるということを知っていても、副反応を恐れてワクチンの接種を拒んだ人は一定数いました。

原則として、よくなりたくない人はいません。しかし、専門家である医師の治療方針が、患者の考えや希望とは必ずしも一致しないことがあります。副作用のことを考えると、強い薬で早く治りたい人ばかりではありません。

だからこそ、なぜより強い薬を使う必要があるのかを説明するとともに、副作用についても「恐れるに足りない」などと一蹴するのではなく、きちんと言葉を尽くして説明しなければなりません。医師が患者の希望に反して、強くはない薬を処方するのであれば、その場合も説明が必要です。

「二人」の協力関係を築くために

主導権を握りたい患者の診察をする時であっても、当然のことながら、治療に関しては医師として譲れないことがあります。このような人は、たとえ医師しか決められない内容でも、自分の考えをたずねられないことを嫌います。これは主導権を握りたい患者だけのことではないでしょう。治療は医師が一方的に行うことではないからです。治療には医師と患者が協力することが必要です。

そこで、協力関係を築くためには、まず治療方針についてきちんと説明した上で、患者の了解を得なければなりません。

次に、患者自身の実感を尊重しなければなりません。医師は検査データによって、あるいは患部を見て薬を変える必要があると判断するでしょうが、患部の痛みや痒みは「目で見るだけではわからない」と患者が感じるのは当然のことです。

私が勤務していた精神科の医院では、医師は本人や家族から様子を聞いて、薬の量を加減したり、必要があれば薬を変えたりしていました。その際、患者自身がいうこともさることながら、家族の報告も判断材

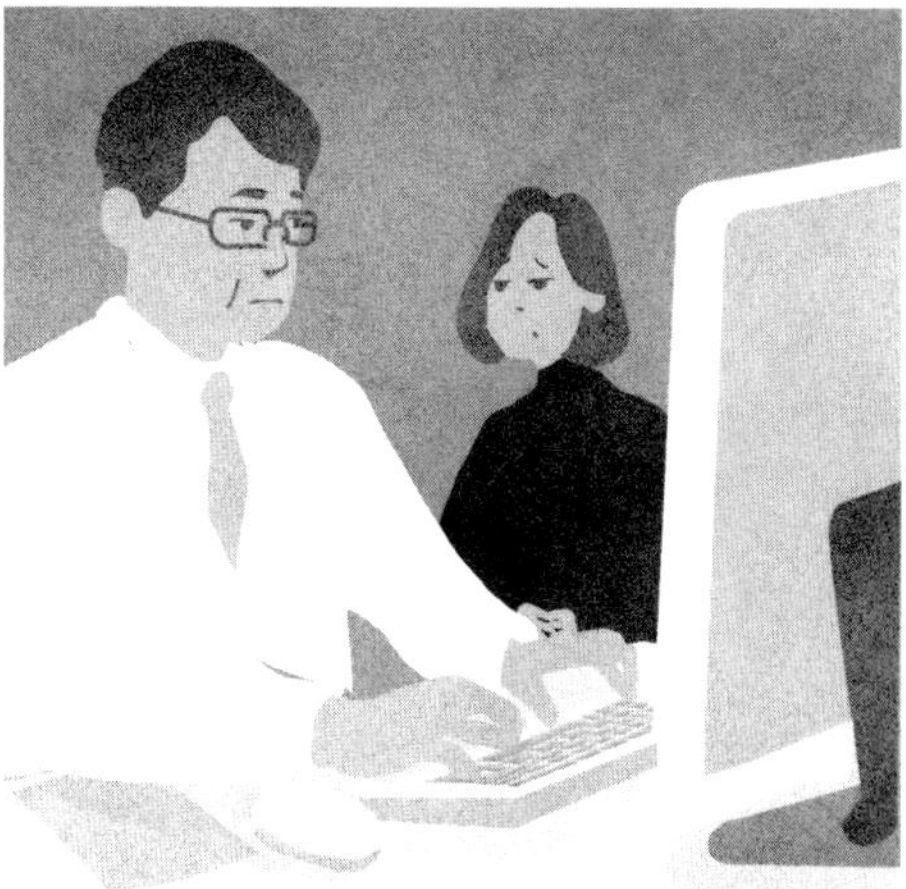

料として必要でした。診察の時にだけ患者と接している医師よりも、家族は長い時間にわたって患者と接しています。家族が「常とは様子が違う」といえば、医師が問題ないと断定することはできません。

第三に、複数の選択肢を提示することも有用であると私は考えています。アドラー心理学では「論理的結末」という言葉を使います。二種類の薬が治療に使えるとすれば、それぞれの薬を使うメリットとデメリットを示し、最終的にどちらに決めるかを患者に判断してもらうのです。もちろん、その判断は容易ではないので、医師がきちんと説明する必要がありますし、副作用のことも必ず説明しなければなりません。

時に患者の発する言葉に動じることがあるかもしれませんが、本人がよくなりたいと思っているのは間違いありません。医師が一方的に治療するのではないことを知っていれば、患者との関係を大きく損ねることはありません。

私はいつも、アドラーが患者にかけた次の言葉を思い出します。

「どうだろう？　あなたを治すために二人が何をすればうまくいくと思うかね」（『生きる意味を求めて』）

アドラーは「私」が何かをするといっているのではなく、「二人」が何をすればうまくいくと思うかと問うています。

医師が患者を一方的に治療するのではなく、医師と患者の「二人」が協力しなければ治療は進みません。協力関係、信頼関係を築ければ、患者は「これは強い薬ですか」と気兼ねなく医師に問うことができ、医師も気兼ねなく説明することができるでしょう。

「副作用が怖い」という患者が抱える思い

次に、副作用が怖いといって服薬を拒む患者に、どんなふうに声をかけたら薬を飲んでもらえるかを考えてみましょう。

抗癌薬のように強い副作用が出る薬、しかし、たとえ副作用があっても服用しなければ死に至りうるということがよく知られている薬であれば、患者が副作用を恐れて服用を拒んでも、それにどう対処するかはある程度、説明のノウハウが蓄積されているのではないかと思います。しかし、副作用について非合理な不安を訴える患者に対してどう対処すればいいのかは、迷うことがあるかもしれません。

ある患者が長引く風邪を訴えて受診しました。ところが、実は副鼻腔炎であることがわかりました。そこで、薬を処方しようとしたところ、患者は「以前、飲んだ風邪薬の副作用で体調を崩したことがあった。副作用が怖いので、できれば薬を飲みたくない」といいました。

どんな薬も副作用がまったくないとはいえないので、この薬を飲んでも絶対副作用はないかと問われたら、手放しで「ない」とはいえないでしょう。しかし、患者が以前、風邪の時に処方された薬と今回処方する薬はまったく別ものなので、患者の考えが間違っているのは明らかです。そもそも、前に飲んだ薬の副作用のために体調を崩したのかどうかも、本当のところはわかりません。

アドラーは「見かけの因果律」（scheinbare Kausalität）という言葉を使っています。ある薬の副作用のために体調を崩した。だから、この薬も副作用が強いので飲まない。一見、因果関係があるようですが、実際にはありません。

患者の判断が論理的ではないことは明らかですが、医師としては、薬を飲まないで症状が悪化したら、患者の自己責任というわけにもいかないでしょう。

しかし、患者の主張が非合理で論理的ではないことを突いてみても、「なるほど」と納得して薬を飲もうという気になるかといえば、そうではないでしょう。

患者はなぜ非合理なことをいうのか。端的にいえば、薬を飲みたくないからです。

見かけの因果律は、たとえそれが誤ったものであっても、患者にとっては薬を飲まない理由として必要なのです。

だから、患者の論理の非合理な点を突いてもあまり甲斐はありません。薬を飲まないという決心を変えるしかないのです。

しかし、副作用が強いから薬を飲まないという患者でも、よくなりたくないわけではありません。そのことにまず注目しなければなりません。例にあげた患者も「できれば薬を飲みたくない」といっているのであって、絶対薬を飲まないといっているわけではないのです。症状があるのに、服薬を始めとして一切の治療を拒む人であれば、最初から診察にこようとは思わないでしょう。よくなりたい、ただし、強い副作用が予想される薬の服用は避けたいのです。

なぜ「それならもうこの薬は出さない」といいたくなるのか

副作用が怖いというのは薬を飲まないための口実だと書きましたが、患者にとって副作用が怖いというのも本当です。

今は薬についての情報がインターネットなどで比較的容易に手に入りますから、医師が処方した薬を調べる患者も増えてきました。

いつか新聞で、私が常用していた薬の副作用についての記事をたまたま読んだことがありました。私にはその記事の真偽のほどを判断することができないので、診察時にその記事を読んだということを伝え、今の薬を飲み続けても大丈夫か教えてもらおうと思いました。

すると、医師はにわかに声を荒らげ、「それならもうこの薬は出さない」といったのです。私は思いもよらない医師の反応に驚いてしまいました。想像するに、その医師は新聞記事を読むまでもなく、その薬につ

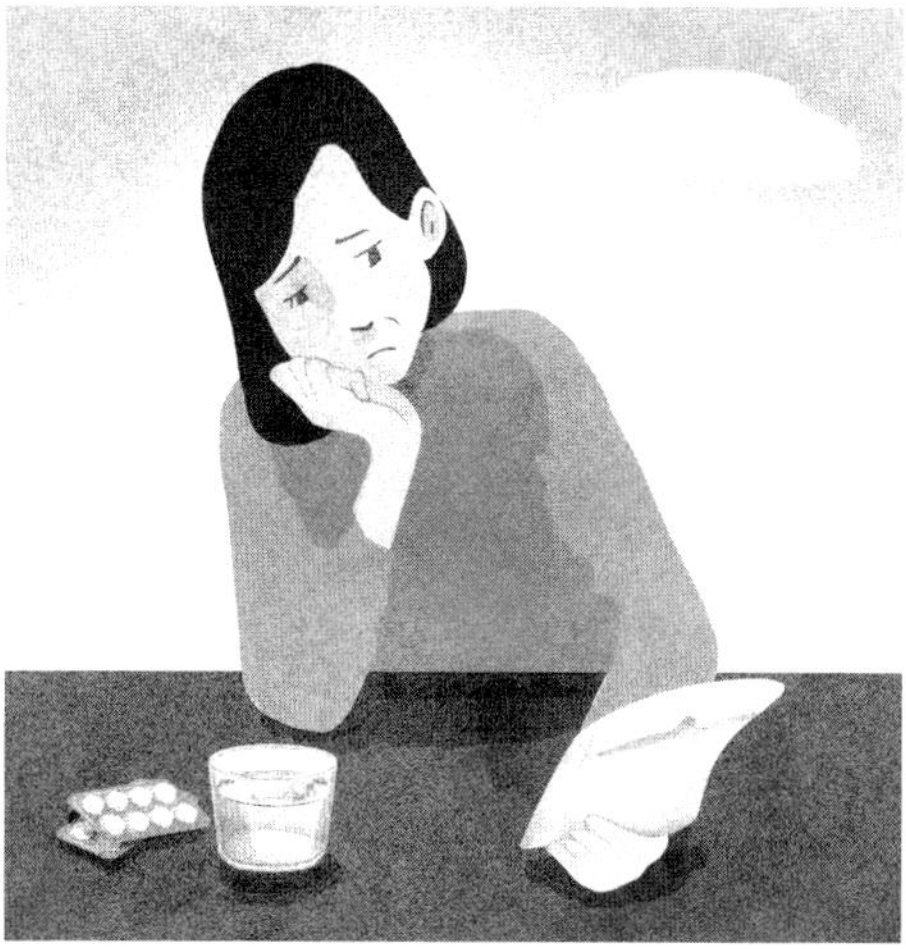

いての情報を知っていたに違いありません。その記事に書かれている通りに強い副作用があり薬を変えるのが望ましいと考えていたのであれば、患者の私がいわなくても、医師の方から薬を変えることを提案したでしょうし、医師が何もいわなかったということは、薬を変える必要はないと判断したからでしょう。

それなのに、私が薬の副作用についてたずねたので、新聞記事やインターネットの情報を自分の判断よりも重視していると考えて、快く思わなかったのでしょう。

私は薬を変えてほしいと思ったのではなく、副作用が怖かったというだけなのです。ところが、私が薬の副作用についてたずねたことを、薬を変えてほしいという意味だと解釈した医師は、患者が自分の領域に土足で踏み込んできたかのような気がしたのでしょう。どんな薬を処方するかは医師が決めることであって、患者が薬を変えてほしいとはいえないと考えたということです。

患者の病気の治療に必要な薬を処方するのが医師の課題であることは間違いありません。しかしそうであっても、処方された薬を飲むのは患者なので、副作用の危険があるのではないかという不安を抱えたまま、医師にいわれた通りに服用しなければならないわけではありません。もしも患者が副作用について不安を感じていれば、その不安を解消するよう努めるのも医師の課題です。

医師を信頼しているからこそ「怖い」といえる

患者の立場からいえば、患者の方から副作用について言い出すことは容易なことではないということも、医師としては知っておかなければなりません。副作用について患者が医師にたずねるのは、医師を信頼しているからなのであって、もしもこんな質問をしたら医師から叱られるのではないか、医師の機嫌を損なうのではないかと少しでも考えたら、たずねることはできないでしょう。

そのように考えれば、先の患者が「副作用が怖いので、できれば薬を飲みたくない」と医師に話したということは、医師を信頼しているからだと考えることができます。

そうであれば、医師は患者が勇気を持って副作用について語ったことに注目するべきです。これが副作用を恐れる患者について注目するべき二番目のことです。

患者の非合理な間違いを正すとしても、二つのこと、つまり、患者はよくなりたいと思っているということ、医師を信頼しているからこそ薬の副作用が怖いと話したということを知っていなければなりません。

その上で、患者の副作用についての不安を否定するのではなく、患者が副作用を恐れている気持ちを肯定することが、まず医師がしなければならないことです。処方する薬に患者が恐れているような、あるいは、患者が恐れるほどの副作用があるというのは事実ではないと指摘することはできますが、患者の副作用を恐れる気持ちまで否定してはいけないということです。

医師は症状改善のために患者と協力関係に立ち、薬について説明する時には、薬に副作用があるとすれば、どのような副作用がどれくらいの期間起きるのかなどについて、できるだけ具体的に伝える必要があります。その際、副作用のデメリットを強調するのではなく、「副作用があっても、最優先で治すべき症状の改善のためにはこの薬を使うのが最善である」というように、薬を飲むことのメリットを強調しなければなりません。

それでも、薬を飲まないといわれたら？

十五年以上前のことになりますが、私は冠動脈バイパス手術を受けたことがあります。その手術を受ける前夜、執刀医の一人と話し込んだことを思い出しました。その日初めて、心臓を止めて手術をすることを知った私は、ひどく不安になりました。医師は私の不安を否定することなく、最後にこういいました。

「手術を受けないという選択肢もある」

「手術は明日なのですよ」と私は驚き、手術を受けないことなどできるのかと問うと、

「あなたの『いのち』ですから」という答えが返ってきました。

私は医師から突き放されたとは思わず、むしろ、信頼されていると思いました。開胸手術後の痛みは副作用というにはあまりに激烈なものでしたが、失ったかもしれない『いのち』を取り戻せたことをありがたく思いました。

薬を指示通り飲まない患者に何を伝えるか

さらに、薬を飲むこと自体には抵抗しないけれども、医師の指示通りに飲まない患者に、服用の必要性をどう説明すればいいか、どのようにいえば指示した通りに服薬してもらえるかを考えてみましょう。

当然ながら、医師はなぜ服薬の必要があるのか、どのように服用しなければならないかわかっています。ところが、患者が自分の指示通り薬を飲むだろうと思っていたところ、思うような効果が出ていないのでたずねると、「よく飲み忘れる」とか、朝と昼に飲み忘れた時は「夜にまとめて三回分飲む」というような話を聞くことになります。

薬を指示通りに飲まない患者の症状が悪化しても、それを自己責任だとはいえません。自分の判断で薬を飲んだり飲まなかったり、量を減らしたり、まとめて飲んだりすれば、どんな問題が起こるかを医師は知っているわけですから、薬を処方し、飲むように患者に指示するだけでなく、きちんと服薬できるところまで見届けなければなりません。

患者にとっては、薬を飲み続けることは容易なことではありません。なぜ薬を指示通り飲めないのかがわからないと、どう対応すればいいのかもわかりません。

患者の立場に身を置く

なぜ薬を飲まなければならないかが十分理解できていないことがあります。いうまでもないことですが、患者が自分の病気を治すのであって、医師はその手助けしかできません。原則的には、よくなることを望まない患者はいないのですから、自発的に服薬できるようになるために、薬の効能をきちんと説明することから始めなければなりません。

なぜ患者が指示通りに薬を飲めないのかは、患者の立場に身を置いて考えなければばわかりません。アドラーは、相手の立場に身を置いて考えることを「同一視」あるいは「共感」といっています。医師とて一度も病気になったことのない人はいないでしょうから、患者に共感するのは難しいことではないはずですが、容易でないというのもまた本当です。

患者が治療を受ける時にどのように感じているのかは、実際のところは医師にはわかりません。どんなに優れたカテーテル医であっても、自分自身が心臓カテーテル治療を受けた経験がなければ、カテーテルが冠動脈に挿入される時の不快な感覚、あわせて、その時患者が抱く不安感や恐怖感はわからないでしょう。

また、自分自身では大きな病気を経験し

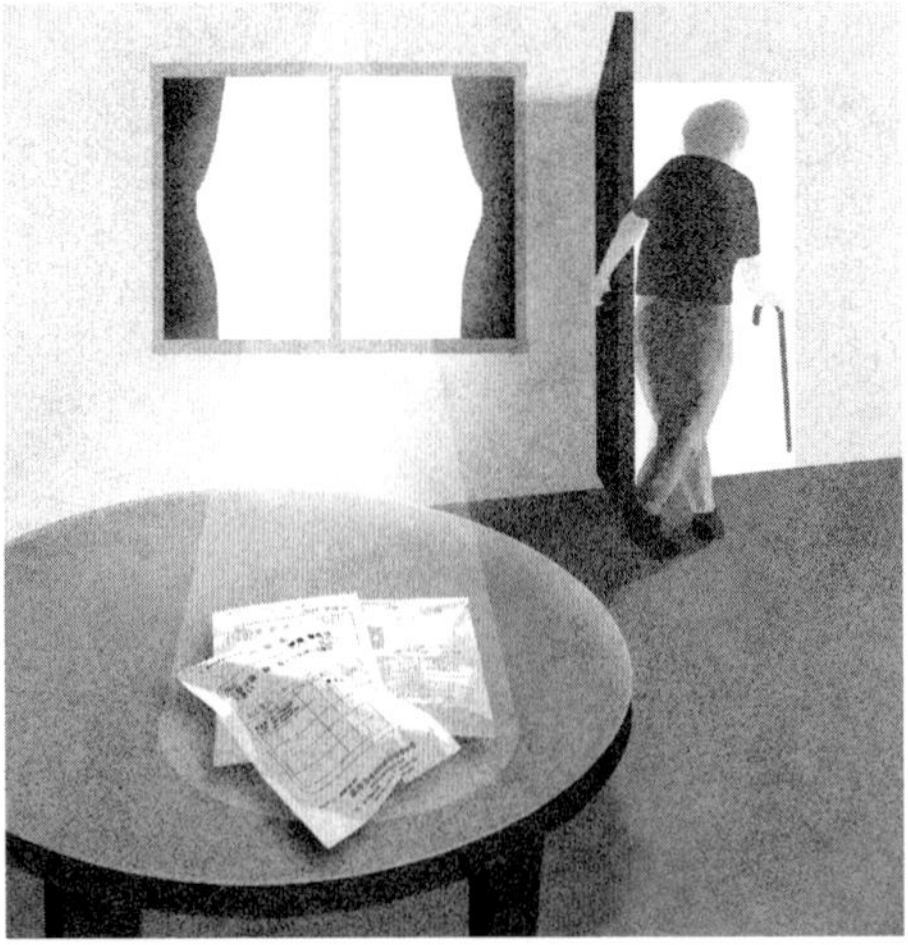

たことがなく、まして、死に至るかもしれない病気を経験したことがなければ、患者がどんな思いで日々過ごしているかを理解することは容易なことではないでしょう。

私が冠動脈バイパス手術を受けた時、執刀医の一人が、手術を前にして不安と恐れで打ちのめされそうだった私に「私は自信満々だ」といいました。それを聞いて私は、手術に臨む勇気を持つことができました。

退院後は一度も会うことはなかったのですが、数年後、病院でたまたまその医師の姿を見かけました。私は懐かしくなって医師に声をかけようとしました。ところが、その医師は患者として検査の順番が回ってくるのを待っているところだったのです。不安に怯えているように見える弱々しい様子の医師に、私は声をかけるのをためらってしまいました。

医師でも自分が患者になれば、検査の前は不安でしょうし、結果を聞きに行く時には、最悪のことを告げられるのではないかと恐れながら診察室の扉をノックするでしょう。患者に共感するためにこのような経験が絶対必要だとは思いませんが、こんなことがあれば患者の思いを本当の意味で理解できるようになるでしょう。

服薬の話に戻すと、服薬の指示を受ける時の患者の気持ちを、可能な限り患者の立場に身を置いて想像することが必要です。

医師は、自分が処方する薬を飲めばどうなるのかを、自分で同じ薬を飲んだことがなければ実感できません。そのような時はたずねるしかないわけですが、自分自身ではこんなこともわからないのだということにまず気づかなければなりません。

私の場合は抗凝固薬を飲み始めてから、怪我をした時に出血が止まらないのではないかと恐れたものですが、このような不安もまた、自分でも経験しなければ共感することは難しいかもしれません。

また、医師に何をいわれても平気な人でない限りは、指示通りに薬を飲んでいなかったことが発覚した時に、医師に叱られるのではないかと思うこともあります。

痛みや熱がある間は、医師からいわれなくても症状を抑えたい一心で薬を飲みますが、症状が治まればたちまち飲まなくなることがあります。しかし、そのことを医師から責められたらどうしようと思い、受診することをためらうことになります。

責めるのではなく、患者にしかわからないことをたずねる

それでは、どう対応すればいいか考えてみましょう。

まず、次回の診察時に患者が指示通りに薬を飲んでいなくても、患者を責めないことです。たとえ指示通りではなかったとしても、飲み続けてきたので大事には至らなかったと、できていることを指摘することが大切です。

患者は自分でもきちんと飲むべきだったと思っているのですから、患者を責めれば、患者がいよいよ反発して医師の指示を守ろうとしなくなったり、二度と診察にこなくなったりすることもありえます。

症状がなくなっても服用を継続する必要がある薬であれば、そのことをきちんと説明しなければなりません。その際、飲まないリスクよりも、服薬のメリットを強調するといいでしょう。その方が薬を飲もうという気になります。

どうすれば服薬できるかを医師が指示するのではなく、患者と相談するのもいいでしょう。服薬できるためのノウハウを医師は知っているでしょうが、どんなことに躓いて医師の指示通り服用できなくなっているかは、たずねてみないとわかりません。

一度にたくさん服用してはいけないこと、飲み忘れた時はどうするのか、痛みなどの症状が治っても飲み続ける必要があるかどうか——というようなことも、細かく伝えなければなりません。

次に、先にも少し触れましたが、患者にたずねることが必要です。私は長年皮膚科を受診していますが、薬が効いているかどうかは医師が患部を見ればわかります。しかし、痒みや痛みについては、医師は想像できても実感することはできません。効き具合を確認しながら患者の感覚についてもたずね、必要があれば薬を変えるといった提案がなされると、次回の診察日まで指示通りきちんと薬を塗ろうと思えます。

皮膚科に限らずどの診療科を受診する時にも、このように患者でなければわからないことについてたずねられると、私は一方的に治療されているのではなく、医師の協力のもとで病気を治そうとしているのだと思えます。

何のために薬を飲むのか

患者と話す時の言葉も慎重に選ばなければなりません。

病状をこれ以上悪化させないための薬であっても、「薬を飲んでも改善はしない」といわれると、それなら飲んでも仕方がないではないかと思ってしまうかもしれません。また、「一生飲み続けないといけない」といわれるのも私は嫌でした。事実その通りなのでしょうが、飲まないと死ぬといわれるのと同じような気持ちになったものです。

ゆっくり話を聞く時間などないといわれるかもしれませんが、薬を飲むに当たって何か気がかりなこと、不安なことがないかたずねてもらえたら、患者は質問できるでしょうし、医師は当然それに答えることができるでしょう。

ところで、こんなことを考えたことはあるでしょうか。何のために薬を飲むのか。健康になるため？　たしかにその通りです。でも、薬を飲んで健康になるのは何のためなのか、もう一歩先まで考えてほしいのです。

生きるために服薬は必要ですが、薬を飲むために生きているわけではありません。端的にいえば、服薬し、少しでもよくなって幸福に生きるためです。患者の立場からいえば、この医師はただ患者の病気に関心があるのではなく、自分の人生にも関心がある、その関心の中で投薬も含め治療しているのだと思えた時、この先生に会えてよかったと思えるのです。

不安で薬を多用する患者に向き合う三つの心構え

不安などで頻繁に、あるいは必要以上に薬を多用してしまう患者に、どう向き合えばいいか。三つのことを考えなければなりません。

まず、受診する患者は、基本的に誰もが「よくなりたい」と思っていることを、受け入れなければならないということです。

熱や痛みは、たとえ高熱や激痛でなくても、強い不安をかき立てます。熱や痛みの原因がわからなければ、死ぬかもしれないと思って怖くなります。もちろん、我慢強く楽観的な人は、症状があってもきっとすぐによくなると考えるでしょうが、不安が現実化することを恐れて受診しないという場合もあります。

私の母は、ある朝起きたら身体が麻痺していました。受診したところ脳梗塞と診断され、そのまま入院しました。その数カ月前から時折強い頭痛に襲われることがありましたが、決して受診しようとはしませんでした。もしもあの時、たとえ母が拒んでも受診させていたら大事には至らなかったかもしれないと、後悔しきりでした。母は楽観的だったのではなく、身体の異変に気づいていたからこそ、受診して死に至るかもしれない病名を告知されることを恐れていたのでしょう。

よくなりたいと思うのであれば早く受診するべきなのですが、人は合理的に考えることができないものです。医師がこのような患者を診て、もっと早く受診するべきだったのにと思っても、「なぜもっと早くこなかったのか」というようなことはいってはいけないのです。

他方、異変を感じればすぐに受診する人がいます。そのような人が後に、定められた用法用量を守らず必要以上に薬を服用するという問題を起こすことになるとしても、よくなりたいと思っていることは間違いありません。ただ、よくなるための方法の選択を誤っているのです。よくなりたいという思いに注目し、「自分の判断で薬を多用するのではなく、適切に服用すれば早く治る」という話をすれば受け入れられるはずです。

「患者に問題がある」とは考えない

いずれの患者も、強い痛みや高熱などがあって受診した時には、医師から指示された通りに薬を服用するでしょうし、自分の判断で服用の回数を増やしたり減らしたり、あるいは薬の服用を勝手にやめたりすることはないでしょう。痛みや熱などの症状がある間は、服用を忘れることも基本的にはありません。このような時には、患者と医師の間に信頼関係があるといえます。

しかし、信頼関係がいつまでも続くとは限りません。症状が改善すると、自分で判断して薬を飲まなくなったり、受診しなくなったりします。薬を必要以上に多用するのは、反対に、症状が悪化した時です。

このようなことが起きた時に、患者に問題があると考えず、医師の対応に何か問題や改善するべき点があると考えること。これが考えるべき二点目です。

患者を責める口調になってしまうと、患者が反発して、いよいよ指示に従わなくなることがあります。また、説明が十分でないことがあります。症状が改善したように見えても、本来一定期間は薬を服用し続けなければならないのに、自己判断で薬の服用をやめてしまうような場合です。

症状が改善しても、処方された薬は飲み切るという指示がなければ、患者は自分で判断して、大抵、薬を飲まなくなります。飲み続ける必要がないのであれば、その旨をいっておかなければなりませんが、症状が悪化した場合にどうするかについても伝えておかなければなりません。

私が冠動脈バイパス手術を受けた時、ＩＣＵから一般病室に移ってからは、痛み止めの薬を内服する必要がありました。この時は、次の内服までにどれくらい時間を空けるかが指示されていて、時間を空ける必要があることも理解していたので、痛みがあってもそれに堪え、服用しませんでした。

痛みによっては我慢してはいけないこともあります。歯科を受診した時に、痛み止めの薬は痛みが出る前に服用するようにといわれ、驚いたことがあります。私は、少しくらい痛みがあっても、薬を飲まずに我慢するべきだと考えていたからです。

心筋梗塞で入院した時、夜はなかなか眠ることができませんでした。そこで私は、睡眠導入薬を処方してほしいと主治医にいったところ、あっさりと処方されて拍子抜けしました。私が精神科の医院に勤めていた頃には、医師はなかなか処方しなかったので、処方してもらえないだろうと思っていたのです。

薬を飲んではいけないと思っていながら薬を飲むのと、薬を飲むことを医師から認められた上で、飲むか飲まないかを自分で判断できるのとでは、大きな違いがあります。

喘息で苦しんでいた時がありました。発作が起きればすぐに気管支拡張薬を使いました。すると、たちまち呼吸が楽になりました。問題は、一日に使える回数が制限されていたことでした。

喘息の場合、発作時に息ができなくなるので、死の恐怖を感じます。だから、我慢することができないのです。今日は既に四回使ってしまったので、もう薬を使ってはいけないと思うと、また発作が起きた時にはどうしたらいいのかと思って不安になり、その不安が発作の引き金になるかもしれな

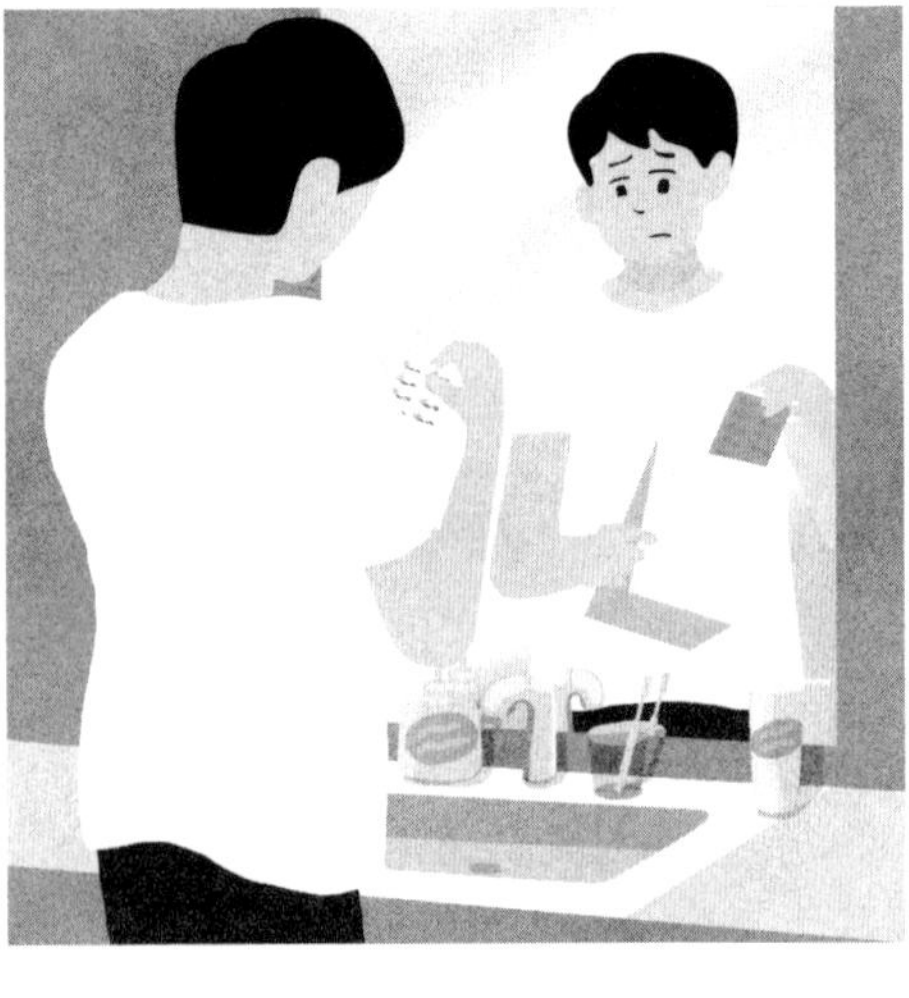

いと思いました。このような時にどうしたらいいかということまで、きちんと医師にたずねておくべきだったと思います。

「治療の目的」は何か

第三に、症状の除去だけが治療の目的ではないということです。

患者は痛みや熱などの症状がある時に、それを抑えるために薬を飲むのだと考えがちです。これが間違っているわけではありませんが、症状の改善に伴って薬の量が減ったり、医師が必要ないと判断して薬を出さなかったりすると、不信感を持つ患者もいます。

薬だけに頼ることがないように、生活を変えていかなければなりません。先に喘息の例をあげましたが、発作がないからといって、治ったわけではありません。「病気がない」状態を目指すことばかりが、治療の目的とは限らないわけです。医師は薬を多用してしまう患者の不安を理解する一方で、そもそもの治療の目的と方針についても説明しなければなりません。

歌人の河野裕子は晩年、乳癌を発症しました。二年ほど経った頃、河野の精神状態が不安定になりました。万策尽きた家族が「すがった」(河野裕子・永田和宏『たとへば君』)のが、木村敏医師でした。「三年が過ぎ、四年、五年と経過するうちに、徐々に彼女の爆発の程度と回数が減ってきたことは、私たち家族にとっては、前途にほっと明るい灯のともる思いであった」(前掲書)。

木村医師は強い薬を処方しませんでした。河野が彼の前では心を開き、安心して話をしていた様子を私は想像するのですが、死の間際まで歌を創ることができたのは、マニュアル式の診断と投薬をよしとしない木村医師の揺るぎのない信念と、二人の信頼関係の賜物だったのでしょう。

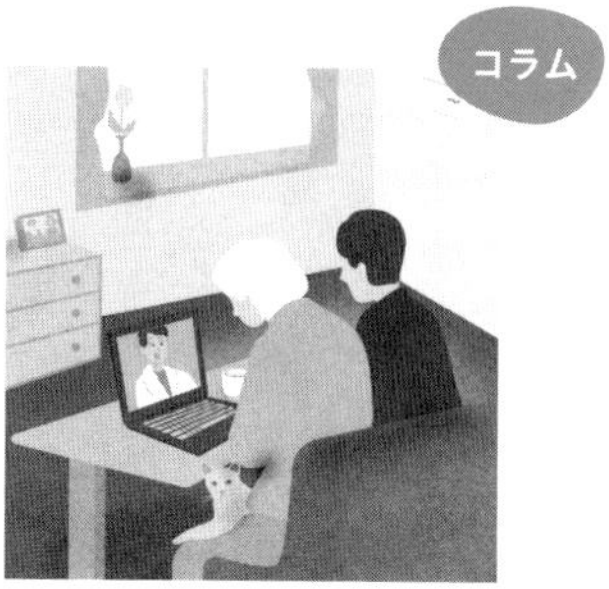

オンライン診療での医師患者関係

画面越しの患者との「距離」をいかに縮めるか

できるだけ対面の機会を減らすことが求められたコロナ禍を経て、好むと好まざるとにかかわらず、今後オンライン診療が行われる機会は増えてくるでしょう。もちろん、すべての診療をオンラインで行えないのは、すべての仕事をリモートでできないのと同じです。ここで、可能な範囲であってもオンライン診療を行うとすれば、どのような点に注意して診察にあたるべきかを考えてみます。

そもそも、オンライン診療を受けるためには、パソコンやスマートフォンを使う必要があります。そのことは患者によっては、絶望的に困難であることを知っておかなければなりません。

医師も難なくオンライン診療ができるとは限りません。最初の緊急事態宣言が出た頃は、リモートで会議をするといっても誰も操作に習熟していなかったので、ある会社では操作に自信のない人は出社してもいいことになりました。すると当日、会議に出ることになっていた全員が出社しました。知識があると見られたら、機器の設定や操作を他の人に教えなければならなくなることを恐れたのかもしれません。

それでも、医師は日頃からパソコンを使っているので、機器を使用すること自体へのハードルは低いともいえます。普段はスマートフォンで電話やメッセージのやりとりをしているだけの患者にとっては、それ以上の操作は難しいのではないでしょうか。

新型コロナウイルスのワクチン接種をスマートフォンなどで申し込んだ時、きっと多くの人が（本人だけでなく家族も）躓いたのではないかと思ったのは、二次元コードにスマートフォンをかざすだけでサーバーに接続されるわけではなかったことです。ＩＤとパスワードを入力する画面になり、手動で入力する手順も必要だったのです。オンライン診療についても、誰でも操作できるシステムになっているのかという点は意識しておかなければなりません。

心理的距離は「距離」の問題ではない

以下、患者が一応の操作をできるという前提で、オンライン診療について考えてみます。

医療者のワクチン接種が進んでいない時期には、対面で長時間診察するにはどうしても感染リスクを排除できないだろう、と思いながら診察を受けていました。オンライン診療であれば、感染のリスクを回避できます。

また、オンライン診療では待ち時間がないことも、患者にとってはありがたい点です。前の診察が長引いて待つことになったとしても、待合室ではなく自宅で待つのであれば苦痛ではありません。私が心筋梗塞で入院して一カ月後に退院した後は、病院へ定期的に受診しに通っていますが、毎回待ち時間が長く、その間横になれるわけもないので、受診したらかえって病気が悪化するのではないかと思うこともありました。

ある日、診察室の椅子が医師から遠く離れているので動かそうとしたら、椅子が固定されていることに気づきました。なぜ動かせないのだろうと思ったら、医師は「ソーシャルディスタンス」といって笑いました。

その時は、いつもより医師が心理的にも遠く感じられました。その医師が、これは感染予防のために物理的距離を取っただけで、心理的距離とは関係がないというのであれば、オンライン診療も心理的距離とは関係がないはずです。近くにいても遠く感じることもあれば、遠くにいても近く感じられることもあります。

距離の問題でないとすれば、患者が心理的距離を感じる時と感じない時とでは、どんな違いがあるのでしょうか。

診察の間、医師がもっぱらパソコンのディスプレーを見ていて、カルテに記入するためにキーボードを叩くことに専念していると、距離を感じます。このような医師でもオンライン診療であれば、患者と「対面」できます。

もっとも、これとて医師がディスプレー上の患者の顔を見なければ、「対面」することはできないわけですが、実際にはオンラインでは対面診療時よりも、患者の顔をよく見ようとするはずです。視診や触診はオンラインでは難しいかできないので、かえってその限界を意識することになります。私の経験では、モニターに大きく映し出される顔は、肉眼よりもよく見えます。

私が入院していた時、皮膚の状態がよくなかったのですが、看護記録を見ながら「皮膚の調子はいいようですね」といった看護師がいました。看護記録は重要な情報源なのでチェックしなければなりませんが、現に患者が目の前にいるのですから、記録を見るよりも観察すればいいのではないかと思いました。このような時、たとえ対面していても患者は距離を感じます。

限界があるからこそ必要な「患者の協力」

対面であっても診療は難しいものです。当然、対面さえしていれば何でもわかるわけではありません。反対に、オンラインでは限界はありますが、何もわからないわけではありません。対面でもオンラインでも患者の協力は必要です。

「今の痒みの状態は十のうちのいくつくらいか」と皮膚科の医師にたずねられたことがあります。この質問は痛みについても使われます。痒さや痛さという感覚は、外からはわからないことがあります。患者もそれを医師に正確に伝えるのは難しいものです。それでも、患者にたずねない医師は信頼を失うでしょう。オンライン診療であれば、なおさら患者の協力は必要です。

患者と画面越しに接すると、患者の心の動きを読みづらくなるという人がいるのですが、これも本当ではありません。

　私は長くカウンセリングをしてきましたが、対面でないとカウンセリングはできないと考えていたので、対面以外の方法でのカウンセリングの依頼は断ってきました。顔の表情、身振り、姿勢、声の調子などが、カウンセリングや診察において重要であるのは本当です。しかし、それでは言葉だけで患者を理解できないかといえばそうではありませんし、言葉を通して患者の心を読むのは対面でも容易ではありません。

　オンライン診療の限界は多々ありますが、診療が困難であることの原因をオンラインであることに求めず、限界があるのであればあるほど、患者に協力を求めることが患者との信頼関係を築くことに有用です。

第三章

困った患者にどう向き合うか

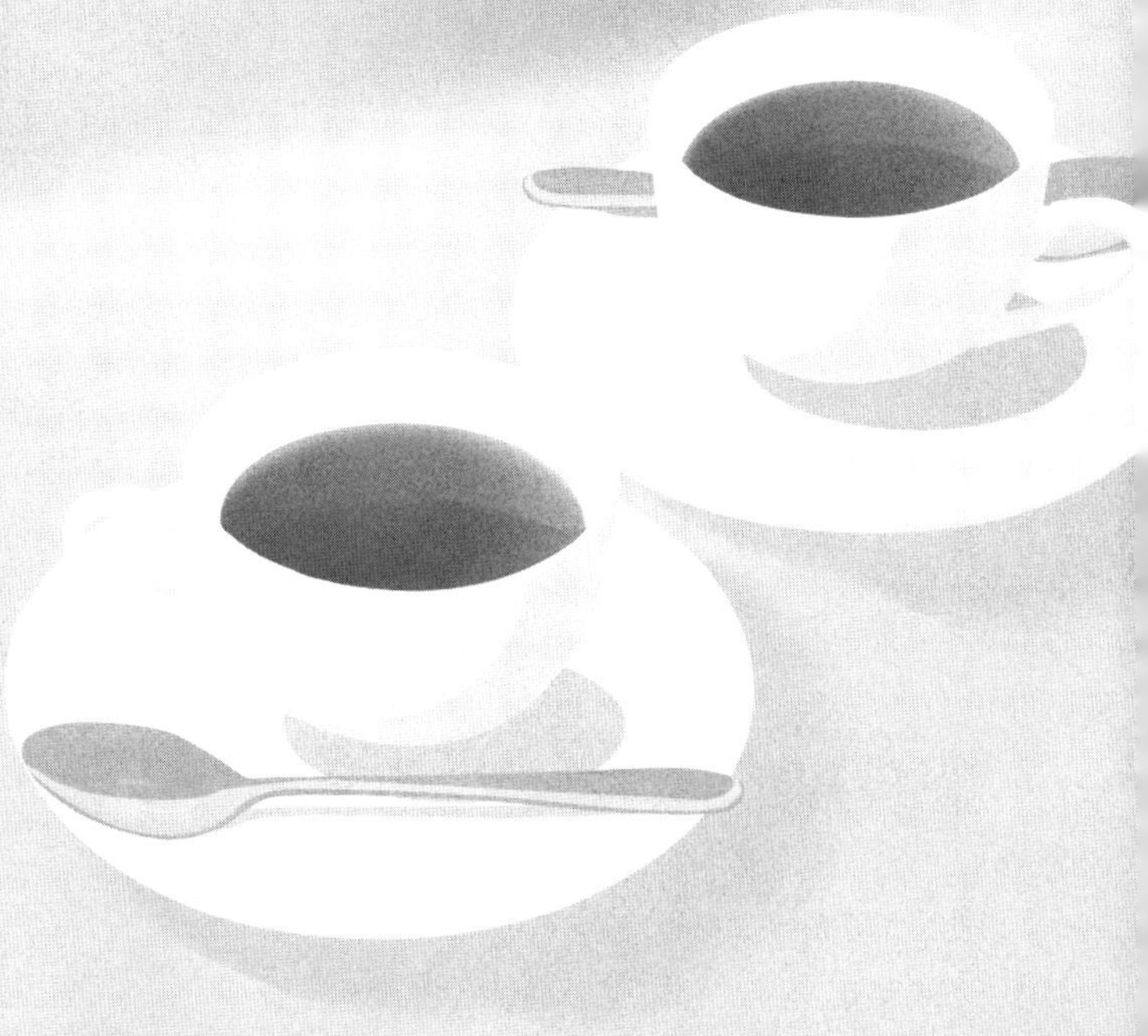

不確かな知識を鵜呑みにする患者

本章では、医師が診療の中で直面する様々な「困った患者」に、どのように向き合うべきかを考えます。

まず、患者から不確かな知識で文句をいわれた時、どうすれば冷静に対処できるか考えてみましょう。

例えば、次のような場合です。高血圧で長く通院している患者がいます。医師はこの患者に生活習慣の改善を指導しているのですが、食事の塩分が多すぎる時があったりしてなかなか改善しません。現在は降圧薬を処方することで、どうにか血圧をコントロールできているのですが、この患者がある時、診察時に次のような話を始めました。

「週刊誌に『血圧の下げすぎは危険』と書いてありました。調べてみたら、インターネットにもそういう記事がたくさんありました。本当にこのまま薬で血圧を下げていて、大丈夫なのですか」——。

これを聞いて医師は、この人は血圧を下げる努力を十分しているわけでもないのに、危険なほどの降圧には程遠いではないか、医師である自分のいうことを聞かず、不確かな情報を鵜呑みにするのかと怒り心頭に発し、診察後もこの時の患者の言葉を思い出すだけで怒りが蘇ってくる……。

患者の立場からこの話を読むと、むしろこんなことで医師は怒るのかと驚いてしまいますが、私も医師が感情的になるのを見て驚いた経験があります。このことについては第二章でも言及しました。

ある時、常用していた薬の副作用についての記事をたまたま読んだのです。診察時にその記事の真偽のほどを医師にたずねたところ、医師は声を荒らげ「それならもうこの薬は出さない」といったのでした。今回の事例にあげた医師とこの医師は、どちらも感情的になったというところは同じです。

病気の治療は、医師と患者の共同の課題

服薬や生活習慣の改善の指示をするなど、治療方針を明確にすることは医師の課題です。一方、その医師の治療方針を受け入れるかどうかは患者の課題です。

それでは、医師は治療方針を提示しているのだから、患者がその治療方針を受け入れず、その結果、病気がよくならないとしても、患者がその結末を引き受ければいいと考えていいのかどうか。

医師の課題と患者の課題を明確に分ければ、このように考えることはできないわけではありません。しかし実際には、患者が受診した時点で、病気の治療は医師と患者の共同の課題になるのです。つまり、患者が医師の治療方針に従おうとしないとしても、それは患者の課題であると、医師の方から患者を見捨てるわけにはいかないということです。

患者は病気について専門的な知識を持っているわけではありません。医師は治療方針について、患者が十分納得できるように説明しなければなりません。患者が治療方針について疑問を持った時には、その疑問がたとえ不確かな情報にもとづくものであっ

たとしても、きちんと説明しなければなりません。

治療に臨む態度がよいわけではないのに、治療方針について患者から文句をつけられて医師が怒らない方がおかしい、怒りを覚えるのは当然だと思う人がいるかもしれません。しかし、患者に怒りをぶつけてしまうと患者との信頼関係を破壊することになり、ひいては、治療ができなくなってしまいます。

感情的になる背景にある、関係性へのこだわり

どうすれば感情的にならずに患者と接することができるかを考えるために、最初になぜ医師は感情的になったのか考えてみましょう。

患者が受診するのは、自分の病気をよくしたいからです。先に見たように、病気の治療は医師と患者の共同の課題です。医師は大きく分けて、この課題の解決への関心が強い人と、患者を治療するという課題よりも、患者との「対人関係」の方に目を向ける人がいます。具体的にいえば、患者よりも優位に立ちたい医師がいます。

医師が治療という課題にだけ関心があれば、患者が不確かな情報にもとづいて自分

の治療方針について質問しても、医学的にその情報は間違っていると論理的に説明をするでしょう。患者に腹を立てるようなことはありません。

他方、対人関係を重視する医師は、患者が医師の治療方針について文句をいったのではなく、純粋に医学的な見地から治療方針について、このまま薬で血圧を下げてもいいのかとたずねたような場合に、自分の優位が脅かされたと思って腹を立てることがあります。

私が常用していた薬について質問した時に医師が声を荒らげたのは、患者が自分の領域に土足で踏み込んできたかのような気がしたのだろうと、第二章では書きました。しかし、このような質問を受けた時に医師が皆、感情的になるわけではありません。怒る医師は、患者が不確かな情報を鵜呑みにして自分の治療方針を否定し、自分が蔑ろにされたように思うから怒るのです。

疑問をぶつける患者は、むしろ治療のやりがいがある

それでは、どうすれば感情的にならずに治療することができるか考えてみましょう。

患者の方にも自分の病気の治療より、医師との対人関係の中で自分が優位に立ちたい人はたしかにいます。そのような患者は医学的な知識がなくても、医師の治療方針にあえて異を唱えるということがあります。医師のいう治療法を受け入れてよくなったら、医師に負けたことになってしまうからです。

医師が感情的にならないためには、たとえ患者が医師よりも優位に立とうとしているとしても、そのことに目を塞ぐことが必要です。対人関係を重視するタイプの医師が、このような患者とまともにぶつかってしまうと権力争いになってしまい、患者はいよいよ頑なになって医師の治療方針を受け入れないでしょう。

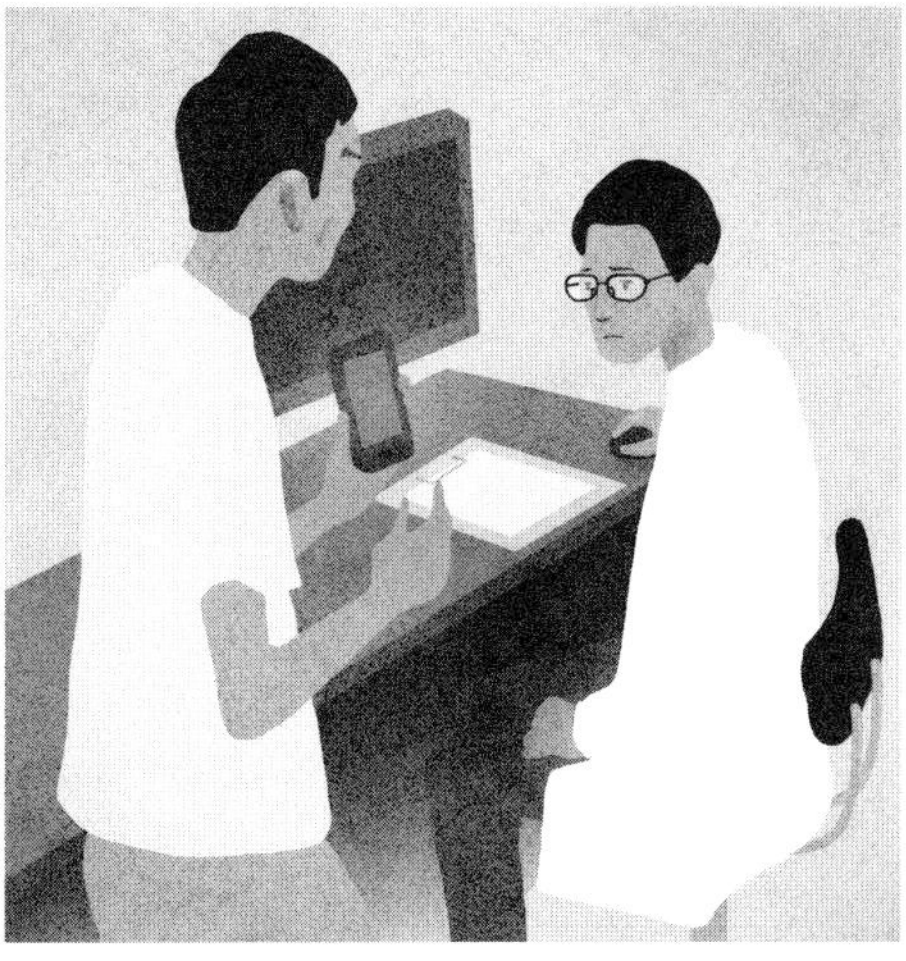

次のように考えてみてはどうでしょうか。

患者が治療方針について疑問を持つということは、決して文句をいっているわけではなく、自分の身体、病気について関心があるからです。そのような患者は、医師がいうことを鵜呑みにして「お任せします」という患者より、はるかに治療のやりがいがあるともいえます。

医師が患者に対して感情的になって声を荒らげたり、態度に表さなくても内心腹を立てたりしながら診察をすれば、大抵の患者は不愉快な思いをしてまで受診しようとは思わなくなるでしょうが、とにもかくにも、患者が受診するのは医師を信頼しているからなのです。その上、治療方針について質問するのは、やはり患者が医師を信頼しているからなのです。

このように思うことは難しいと考える人もいるかもしれませんが、患者の適切な面に注目して診察することに努めれば、感情的にならずにすみます。

医師や治療に過度な期待を抱く患者

患者は自分の身体や心に何か異変や不調を感じた時、医療機関を受診します。救急車で搬送されるような緊急の場合でなければ、できることなら「病院に行かずこのままよくなりたい」と思うものです。

ところが、いよいよ痛みが増すなどして我慢できなくなれば、それまでは「受診しないですむ理由」を探していた人でも、受診しないわけにはいかなくなります。その際、誰もがよくなりたいと思うでしょう。

医師にとっての問題は、患者や家族の期待度が、医師が考える治療のレベルを超えてしまう場合があることです。患者が完治すること、しかもできるだけ早く完治することを望んでも、現実的には難しいことがあります。それどころか、死に至る可能性があるという場面もありえます。

このように、医師や治療に過度な期待を抱いている患者とどう向き合い、どう説明すればいいいか考えてみましょう。

患者は自分の病気についての真実を受け入れられる

端的にいえば、真実を明らかにするしかありません。「心配には及ばない」とか「絶対に治る」というようなことを軽々にいうことは、患者との信頼関係を損ねることになります。

医師は病気についての専門知識にもとづいて診断し、治療方針を決めますが、患者が協力しなければ治療することはできません。そのためには、患者が医師を信頼することが必要です。

「治らないかもしれない」と患者本人や家族に告げることは、たしかに難しいものです。治るけれども、早急な改善は望めない時も同じです。患者や家族が、病状についての重い情報を担うことができないのではないかと考えてしまうと、医師は告知をためらうことになります。

それでも、患者が求めているのは真実であり、「患者は自分の病気についての真実を受け入れることができる」と信頼しなければなりません。患者が医師の説明を聞いて、治療を拒んだり抵抗したりしても、あるいはその際、医師に怒りをぶつけてきたとしても、今の状態の改善を望んでいないわけではないのです。

山崎章郎医師は次のようにいっています。

「確かに、このような重く、つらい情報を担いきれない人もいるだろう。だが、同時にそれらのつらい運命を受け入れ、自分なりに乗り越えていく人たちも確実に存在していることを忘れてはならない」（『病院で死ぬということ』）

一縷の希望を否定しない

ただし、告知の仕方には配慮が必要です。患者や家族は完治が望めないばかりか、死に至ると知らされたとしても、なお一縷の希望がほしいのです。たとえ現実的には困難であっても、患者が治癒の希望を持っていること自体を否定してはいけません。

統合失調症の少女の診察に両親が呼ばれました。医師の一人がアドラーのいる前で、心配している両親に「娘さんは回復の見込みはありません」といいました。この言葉を聞いたアドラーは、その場にいた医師たちにいいました。

「いいかい、聞きたまえ。どうしてわれわれはそんなことがいえるだろう。これから何が起こるか、どうしたら知ることができるだろう」（*Alfred Adler: As We Remember Him*）

患者や家族の立場でいえば、医師が望みをまったく持っていないのであれば、懸命に治療をしようとは思えないでしょう。真

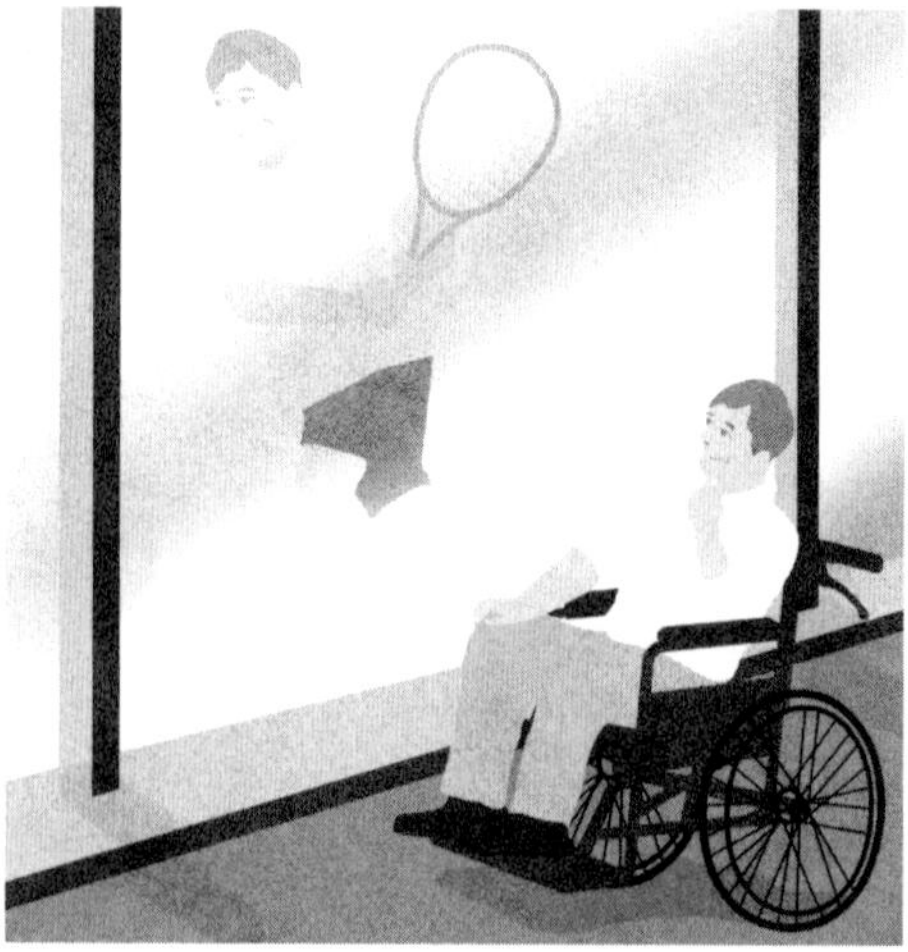

実を告げ、しかも希望を捨てない医師を見れば、患者や家族は治療に協力しようと思い、最終的に受診当初に期待していたようにはならなくても、自分や家族に起こったことを受け止めることができます。

私の母が脳梗塞で倒れ、ついに意識もなくなった時、主治医は私を呼んで、現状を包み隠さず説明しました。わずかばかり持っていた回復の希望は潰えましたが、医師がなお懸命に治療に取り組む決意が伝わってきました。

患者の期待に応えられない状況をどう受け止めるか

患者の期待に応えられないことは、医師の心持ちにも影響を与えないわけにはいきません。私は医師も希望を捨ててはいけないと思うものの、結果的に患者を助けられず、したがって患者の期待に添うことができないという状況は起こりえます。患者や家族が治癒することを望んでも、医師はそれが困難であることを、診察した時点でわかることは少なくないでしょう。実際、患者を助けられない場面をたびたび経験し、それでもなお懸命に治療をする意欲を保つことを、困難であると感じたことのない医師はいないでしょう。

　このようなことを経験した時に、どう受け止めればいいかも考えておかなければなりません。

　私は次のような話を思い出します。ようやく歩き始めたばかりの幼い一人息子を亡くし、悲しみに打ちひしがれていたキサーゴータミーという母親に、釈尊は「一度も葬式を出したことがない家から白い芥子の実をもらってくるように」といいました。母親は村中を回りましたがそのような家はなく、死はどこの家にもあることを悟ったという話があります。

　ストア哲学は、自分に起こることを「権内」にあるものと「権内」にないものに分けます。治療すれば多くの人を救うことはできますが、それでも必ずできるわけではありません。医師は、自分ができることとできないことがあると知っていなければ、権内にないことまで何とかしようと思い絶望してしまいます。

　しかし、このように自分ができないことがあると知ることは、最初から治療のための努力をすべて断念することではありません。最善を尽くしても患者を助けられないことはあります。だからといって、最初から懸命に治療しないということにはなりません。

第一章で、難度の高い手術に反対する医師が「リスクを冒さなくても、三カ月も生きられたら十分ではないか」と言い放った事例を引きました。もちろん、本人も家族もリスクを冒すことをためらうのは当然ですが、医師が「十分」と決めることはできません。

どんな治療にもリスクがあり、必ず功を奏するとは限りませんが、結果を出せないからと諦めることなく挑戦した医師の勇気が、医学を進歩させてきたのです。

医師に嘘をつく患者

嘘をつく患者とどう接すればいいかを考えてみましょう。

患者が嘘をつくと治療に必要な情報を得ることができず、そのため治療に支障が出たり、余計な治療を行ったりしてしまう可能性があります。したがって、患者が嘘をつかないことが治療には必要です。

「嘘をつく患者」といってしまうと、患者にだけ非があるように聞こえますが、医師にも関係があります。「関係がある」ではまだ表現が弱く、もっと端的にいうならば、医師と患者の対人関係の中で、医師が患者に嘘をいわせているのです。

「心ならずの嘘」と「心からの嘘」

どうすれば、患者が嘘をつかないようにできるか。三つの観点から考えてみます。

まず、嘘といっても種類があることを知っていなければなりません。「心ならずの嘘」と「心からの嘘」です。

前者では、嘘をついていることの自覚はありません。認知症を患っていた私の父は、今し方食事をしたばかりでも、そのことを忘れてしまうことがありました。食事を終えた父が「まだ食べていない」といっても、それは嘘ではありません。

他方、後者は「真実」を知っていることが前提のものです。嘘をついているという自覚が必要であるということです。

また、患者と話している時点では嘘かどうかわからない嘘があります。例えば、医師が禁煙を勧め、患者が「頑張ります」と答えるような時です。私の場合、減量するようにいわれた時に、それが必要であることは医師にいわれるまでもなく理解できましたが、減量に努めるといった時点では医師も患者である私も、減量を達成できるかはわかりませんでした。「減量します」といったのに数カ月後に結果が出なければ、この時の宣言は嘘だったことが判明するわけです。

さらに、医師の説明がよくわからないのに「わかりました」といってしまうという嘘があります。医師が忙しそうに見えるので（実際にそうなのでしょうが）、患者が指示を守れていないということで話を長引かせないようにして、嘘をついてしまうのです。これは「善意の嘘」とでもいえるでしょう。

それぞれの嘘にどう対処するかは後に考えます。

患者の嘘は「患者の問題」ではない

なぜ嘘をつかなければならないのか。これが二つ目の観点です。

人は自分に対して嘘をつくことがありますが、今問題にしているケースでは、患者は医師に嘘をついているのです。その際、わけもなく嘘をつくはずはありません。患者が嘘をつけば医師が治療する時に支障が出ますが、患者の方も嘘をついて適切な治療を受けられなければ、不利益を被るはずです。それにもかかわらず医師に嘘をつく患者は、そうすることが必要だと判断したのです。

この観点から見なければ、起こっていることの本質を見抜くことはできません。つまり、嘘をつくことを患者の問題にせず、医師との対人関係の中で患者が嘘をつき、しかも医師が患者に嘘をつかせていると見なければならないのです。

では、患者はなぜ嘘をつくのでしょうか。

正直に「薬を飲んでいなかった」といったら、医師から責められたり、叱られたりするのではないかと恐れる人もいます。また、指示通りにきちんと薬を服用しているということで、医師からよく思われたい人もいるでしょう。

患者が医師の説明をよくわかっていないのに、「わかりました」といってしまうことは先にも見ました。わからないことがあっ

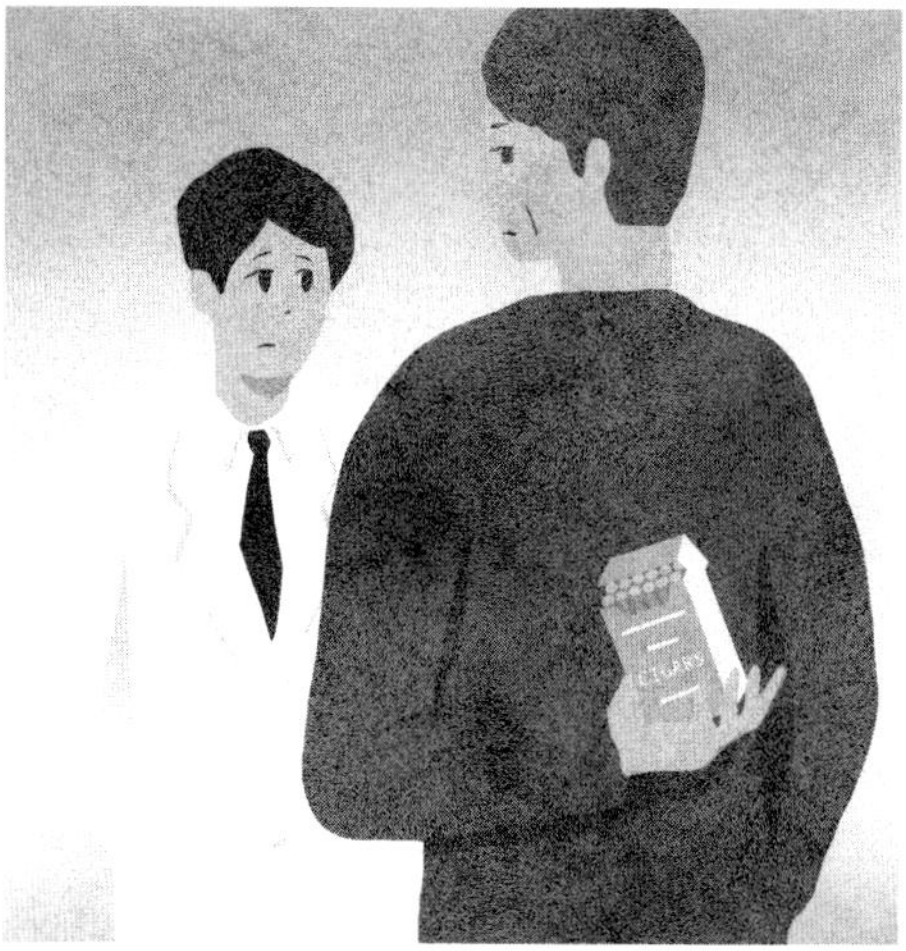

てもたずねないのは、こんなこともわからないのかと思われたくないからということもあります。

嘘をつく患者にどう対応するか

第三の観点は、以上のことを踏まえて嘘をつく患者にどう対応するかです。

先に見た嘘の種類に即して対応を考えるならば、まず「心ならずの嘘」、つまり嘘をついている自覚がない嘘に対しては、責めても甲斐はありません。食事を終えたばかりなのにすぐに「食事はまだか」とたずねた父に、食べたという事実を感情的にならずに伝えたら、あっさりと引き下がりました。忘れたことを責めたら、プライドの高い患者なら憤慨するでしょう。

子どもが痛みを訴えても、どこが痛いのか、どんな痛みがあるのかが子どもの言葉からではわからないことがあります。痛くないのに、痛いということもあります。このような場合、当然、子どもは嘘をついているわけではありません。

ある朝、父が強い痛みを訴えました。話を聞いても、「夜中に窓を開けて、通りかかる人に救助を求めようとした」というばかりで要領を得ませんでした。しかし、その日やってきた看護師は、父を見てすぐに腰椎圧迫骨折であると判断して、主治医に連絡をとって救急車で入院の手配をしました。心ならずの嘘には、言葉に頼らない対処を考えるしかありません。

次に、「心からの嘘」にはどう対処すればいいか。最初に述べたように、医師が患者に嘘をつかせていると見なければなりません。ここで患者を責めれば、いよいよ本当のことをいわなくなってしまいます。

医師は患者に理想を押し付けていることがあります。患者はその理想に合わせようとします。薬を医師の指示通りに服用していなかったとしても、それが現実の患者なのですから、その現実の患者と関わっていくしかありません。責めるのではなく、本当のことを知ることが治療のために必要であるということを説明しなければなりません。

その時点では嘘とはいえない、しかし、将来的には嘘になるかもしれない嘘にはどう対処するか。

禁煙を勧めた患者が「頑張ります」といえば、その言葉を信頼するしかありません。「また、そんなことをいって禁煙するつもりなどないでしょう」というようなことをいってはいけないということです。

また必要があれば、患者の選択が導く結末について情報を提供した上で、患者に判断を委ねます。減量を例に取れば、減量することのメリット、デメリットをわかりやすく説明し、どうするかは患者に選択してもらうようにします。アドラー心理学ではこれを「論理的結末」と呼んでいますが、わかりやすくいえば、結末の予測をする援助をするということです。

最後に、善意の嘘についてはどうすればいいか。実際に忙しいのですから「忙しくない」などとはいえないでしょうが、患者を追い立てるかのような圧力をかけてはいけません。たとえ短い時間であっても、この時間はあなたのものだから、あなたの思うように使える。口には出さなくても、実際には長い時間をかけることは困難でも、そう思って患者と接してほしいのです。

一人ひとり丁寧に患者を診てもらえるのなら、そのために自分の番が回ってくるのを待合室で長く待つのがつらいとしても、患者は十分説明しないで毎回同じ薬を処方し短時間で次々に患者を診る医師よりもずっと信頼するでしょう。

病気への怒りと不安をぶつける患者

不安に押しつぶされそうな患者にどう関わればいいか考えてみましょう。

患者にとって診察を受けることは怖いものです。医師のもとに意気揚々と出かける人はいないでしょう。私は心筋梗塞で倒れて以来、十五年以上にわたって二カ月ごとに受診しています。これまで一度も検査入院をする必要がなかったほど状態は安定しているので、今回の検査でも大きな問題を指摘されることはないだろうとは思っていても、検査結果を見て「入院が必要である」といわれないかといつも不安になります。診察の最後に、胸と背中に聴診器を当てられ、無事であることを確認してもらってようやく緊張が解けます。

私が心筋梗塞で倒れた時には、救急車で搬送されました。医師は心電図を見て、すぐに何のためらいもなく、心筋梗塞であるといいました。まったく予想だにしていなかったので私は大いに驚きました。こんなふうに死ぬとは思っていなかった、あっけない幕切れだと思いましたが、同時に、告知すべきかどうかについては、心筋梗塞の場合は問題にならないのかとも思いました。その時考えるようなことでもなかったでしょうが、自分に起きたことを客観視する余裕が少しはあったのかもしれません。安堵したわけではありませんが、病名を告げられてようやく、少し前から感じていた体調不良の原因がわかって合点がいきました。

私の場合は、このまま死ぬかもしれないと思ったものの、すぐに手術を受けたので悩む間もありませんでした。しかし、しばらく不調の日が続いた後、ようやく決心して受診するという場合、しかも大きな病気に罹患していることがわかった時には、はたして治るのだろうか、治らなかったら家族はどうなってしまうのかと、不安に押しつぶされそうになるでしょう。病気になれば仕事どころではないはずですが、身を粉にして働いてきた人であれば、仕事を休むわけにはいかないと思って焦燥に駆られる人もいるかもしれません。

病気を「受け入れる」に至るまで

医師から病名を告げられても、すぐに受け入れられるとは限りません。死に至るような病気でなくても、自分が病気になったことを受け入れることは容易ではありません。とりわけ、不治であると見なされている病名を医師から告知されたら、それはきっと何かの間違いではないかと疑います。キューブラー・ロスが死の受容について語っている言葉を使うならば（『死ぬ瞬間』）、自分が死ぬということは嘘ではないのかと疑う段階（否認と孤立）がまずあります。

病気を受け入れることと、死を受け入れることは別ではないかと思う人がいるかもしれません。しかし、詳しくは後で見ますが、どんな病気になっても、病名がわからなければ不安が膨らみ、この病気で死ぬかもしれないと思う人は多いでしょう。

やがて、この否認は部分的否認になり、さらに間違いではないことを理解した時、怒り、激情、妬み、憤慨といった感情が起こります。まず、なぜ自分が死ななければならないのかと怒りを感じ、怒りをまわりの人にも向ける段階（怒り）。次に、避けられない結果を先延ばしにするために、死なずにすむように取り引きを試みる段階（取り引き）。そして、何もできなくなる段階（抑鬱）がやってきて、最終的に、自分が死ぬことを受け入れる段階（受容）に至る。キューブラー・ロスはこのように説明します。

病気の受け止め方は「ライフスタイル」

しかし、受容は必ずしもこのような順を追ってなされるとは限りません。癌のために五十歳で亡くなった西川喜作医師が指摘しているように、受容は直線的に進むのではなく、行きつ戻りつすることもあります（柳田邦男『「死の医学」への序章』）。ちょうど海辺に打ち寄せる波が寄せては返すように、ショックが押し寄せてくる。それが引くと、覚悟しなければならないと思う。こんなことが何度も繰り返されます。

このように、病気をどう受け止めるかは患者が決めることです。診察時に患者が医師に怒りをぶつけてきたとしても、それは事態を受け止める時の、その患者独自の対応の仕方です。他ならぬこの自分に向けられたものでないことを知っていなければ、医師は身が持ちません。

また、受容に至るまでにも、キューブラー・ロスがあげているすべての段階を辿るとは限りません。むしろ、病気をどう受け止めるかという反応は、アドラーがいう「ライフスタイル」、つまり、課題に直面した時の対処の仕方によって違います。病気になった時にどう対処するかは、人がそれまでの人生で、他の課題にどう対処してきたかと基本的には同じです。苦境に陥った時に怒ることを慣わしにしてきた人は、病気になった時もなぜ私なのだと怒るでしょう。一方、自分の病気を受け入れ、治療に専念しようと決心する人もいます。

しかし、このライフスタイルは決して生まれつきのものでも、不変のものでもありません。同じような状況では、人を変えて同じようなことをしているだけです。もしも違うように振る舞おうと思えば、できないわけではありません。

アドラーは行動にも、また不安のような感情にも「相手役」がいると考えています。行動も感情も「誰かに向けてのもの」だということです。事態を受け止める時の怒りは特定の医師に向けられたものではありませんが、診察中に患者が怒りをぶつけてくれば、診察をしている医師が相手役です。その時、医師が恐れなければ、患者はそれまで怒りを他の人に向けてきた時の対応と違うことに驚くでしょう。なぜ自分が病気にならないといけないのかと思って怒りを感じた人が、その怒りを医師に向ける時には、主導権を取ろうとしているのです。

不安も同じです。自分が何の病気に罹患しているのかわからない間、患者の中で不安は大きく膨らんでいきます。その不安もまた、診察する医師に向けられます。たとえ何の病気かがわかったとしても強く不安を訴え、医師が必要だと判断した治療を拒んだり、少なくとも治療に抵抗しようとしたりするのです。

患者との協力関係を築くために

医師は病気についての専門的知識があるので、それにもとづいて診断し治療方針を決めます。その際、医師と患者が協力しなければ治療することはできないので、患者の怒りや不安などは治療の妨げになります。協力関係を築くために、次のことをしなければなりません。

まず、真実を明らかにすることです。患者に「心配には及ばない」「絶対治る」というようなことを軽々にいうべきではありません。そのようなことをいえば、患者との信頼関係を損ねることになります。

患者にとっては、自分の身体の中で何が起こっているかがわからず、これからどうなるのかわからないのが一番の不安です。今の病状と今後どんな治療ができるかを説明すれば、不安はかなり軽減します。

時に治らない可能性が高いという事実を伝えなければならないこともありますが、患者は自分の病気を受け入れることができると信頼しなければなりません。治療を拒んだり抵抗したりしたとしても、今の状態の改善を望んでいないわけではないのです。

次に、患者が受診することを当然のことと思わないことです。

ルルドへ奇跡の水を求めて旅立つことを決めた時から、快方に向かう人がいるという話を聞いたことがあります。ここでは奇跡があるかどうかということを問題にしているわけではありませんが、身体に異変を

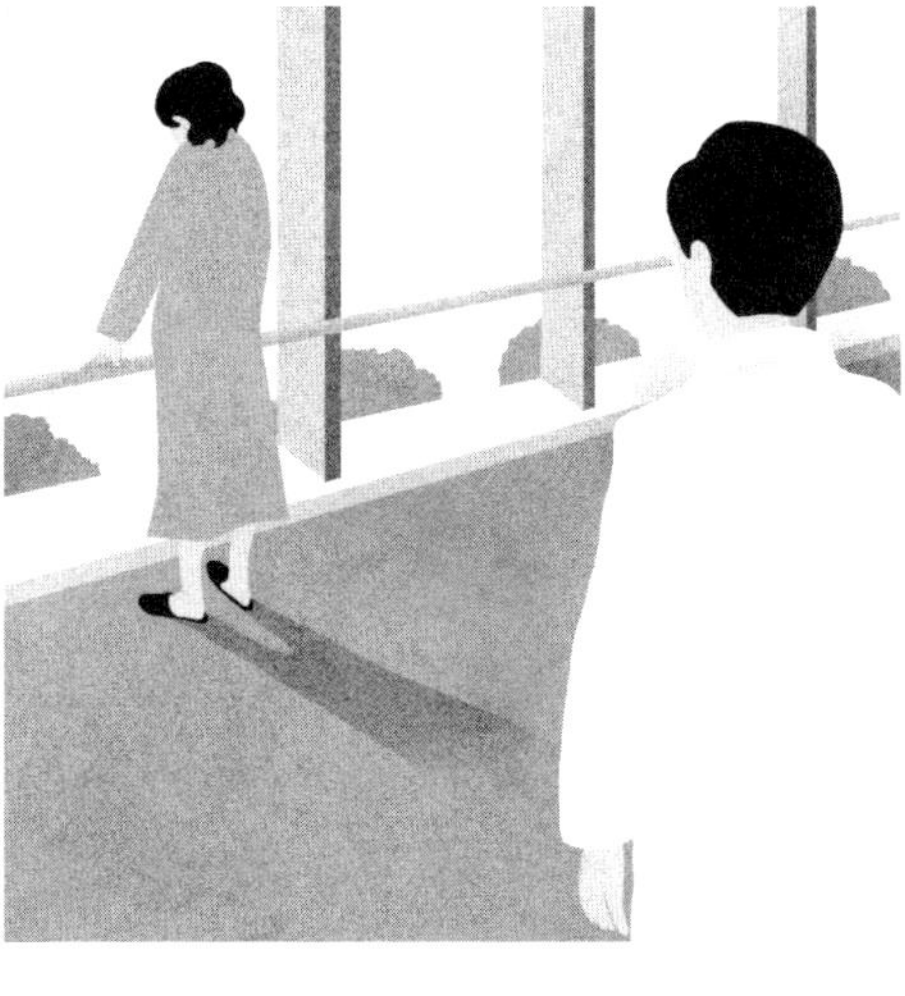

感じても、医師からどんなに怖いことをいわれるかもしれないと恐れ、受診をずっとためらっていた人が受診を決心することは、ルルドに行くのと同じくらいの一大決心が必要であることを知っていなければなりません。

それがわかっていれば、「どうしてもっと早くこなかったのか」というようなことはいえないはずです。実際、もっと早く受診するべきだったとしても、受診した時点から治療を始めるしかありません。とにもかくにも受診した患者には、「ようこそ」といいたいところです。

患者が医師を「仲間」だと思える援助

第三に、患者が医師を「仲間」だと思える援助をすることです。

アドラーは、自分に殴りかかってきた患者のことを書いています（『生きる意味を求めて』）。この患者は、治癒不可能だと別の医師からいわれていました。アドラーにもきっと拒絶されるだろうと思っていたので、三カ月の治療の間、沈黙し続けました。

ついに、患者はアドラーに殴りかかりました。アドラーはそれに抵抗しませんでした。

アドラーは、殴りかかろうとした時に窓ガラスで怪我をした患者の出血した手に、包帯を巻きました。

殴りかかってくる患者は多くはないでしょうが、治癒不可能だといわれ平気でいられる人はいないでしょう。不安が膨らみ、自分を拒む医療者への怒りをぶつけてきた患者にアドラーがかけたのが、第二章でも触れたこの言葉でした。

「どうだろう？　あなたを治すために二人が何をすればうまくいくと思うかね」

ここでアドラーが、「私」が何かをするといっているのではなく、「二人」が何をすればうまくいくと思うかと問うていることが私の注意を引きます。

アドラーが、「二人」が何をすればうまくいくと思うかとたずねていることからわかるように、治療は医師が患者に対して一方的にするものではありません。両者が協力しなければ治療は進みません。患者は次のように答えました。

「それは非常に簡単だ。私は生きる勇気をすっかりなくしていた。でも話している間にまた勇気を見つけた」

この患者は三カ月の間、何も話しませんでしたが、問への答えを既に見出していたわけです。どんな病気であれ、受診する人は「生きる勇気」を失っていることがあります。それを再び取り戻すことが、患者が治療に専念するためには絶対に必要なことです。

そのためには、患者が医師を自分の「仲間」であると思えなければなりません。「仲間」というのはアドラーが使う言葉で、原語はMitmenschenです。自分と相手が敵対しているのではなく、結びついている（mit）と思える時、二人は「仲間」なのです。患者はアドラーを、自分を拒絶せず受け入れてくれる人だと思えたのです。患者がどんな自分であっても、つまり強がらなくても、不安におののく弱い自分をも医師が受け入れてくれることがわかれば、治療に協力するでしょう。

アドラーが次のようにいっています。

「人間の不安は個人を共同体に結びつける連帯によってのみ取り除かれうる。自分が他者に属していることを意識している人だけが、不安なしに人生を生きるだろう」（『性格の心理学』）

今の文脈でいえば、共同体は患者と医師とで構成されています。この共同体に属していると感じられる時、患者は医師と協力して治療しようと思えるでしょうし、それが「生きる勇気」を持つということです。

すぐ診断名を知りたがる患者

多くの患者にとって、医療機関を受診することにはかなりの勇気が必要です。突然激しい痛みに襲われたり高熱が出たりすれば、迷う余地もなく受診するでしょうが、長く身体の不調が続いていたとしても、何らかの理由を持ち出して受診しないでおこうとするものです。

ところが、受診したのに医師がはっきりとした診断を下さないことがあります。医師の側からいえば、現時点の情報だけでは診断をつけられない、しばらく様子を見るしかない、また専門医療機関で追加の検査をする必要があるといった正当な理由があるはずですが、納得しない患者はいるでしょう。ここでは、すぐに診断を下してもらい病名を知りたいと思う患者に、どう対応すればいいか考えてみましょう。

病気になるという「深淵」

すぐに診断名を知りたいという患者であっても、実のところ、診断されることについてアンビバレントな思いがあることを知っていなければなりません。受診しなければならないと感じていても、できるものなら医師にかかることなしにすませたいと思います。病気についての真実を知ることを恐れているからです。

三木清が次のようにいっています。

「我々がその上にしっかり立っていると思っていた地盤が突然裂け、深淵が開くのを感じる」（「シェストフ的不安について」『三木清全集』第十一巻所収）

病気になるというのは、まさにこのような感じです。明日という日がくることを少しも疑っていなかったのに、突如として自分が立っている地盤が裂け、深淵が開きます。見たくなくても、それがどのようなものかがわからなければ身動きが取れません。

キルケゴールが、この深淵についてこういっています。

「仮にある人がふと自分の眼で大口をひらいた深淵をのぞき込んだとするると、その人は目まいを覚えるであろう」(『不安の概念』)
ここでキルケゴールが、「ふと」覗き込むといっているのは、深淵があるなどとは思っていなかったのに、健康診断を受けてみたら、何の自覚症状もないのに、思いがけず精密検査が必要だといわれたような場合です。
深淵を覗き込むと、目まいを覚えます。目まいの原因は一体どこにあるのか。キルケゴールは、それは深淵にあるともいえるし、深淵を覗いた当人の目にあるともいえるといいます。
「というのも、彼が深淵を凝視することさえしなかったら、目まいを起こすことはな

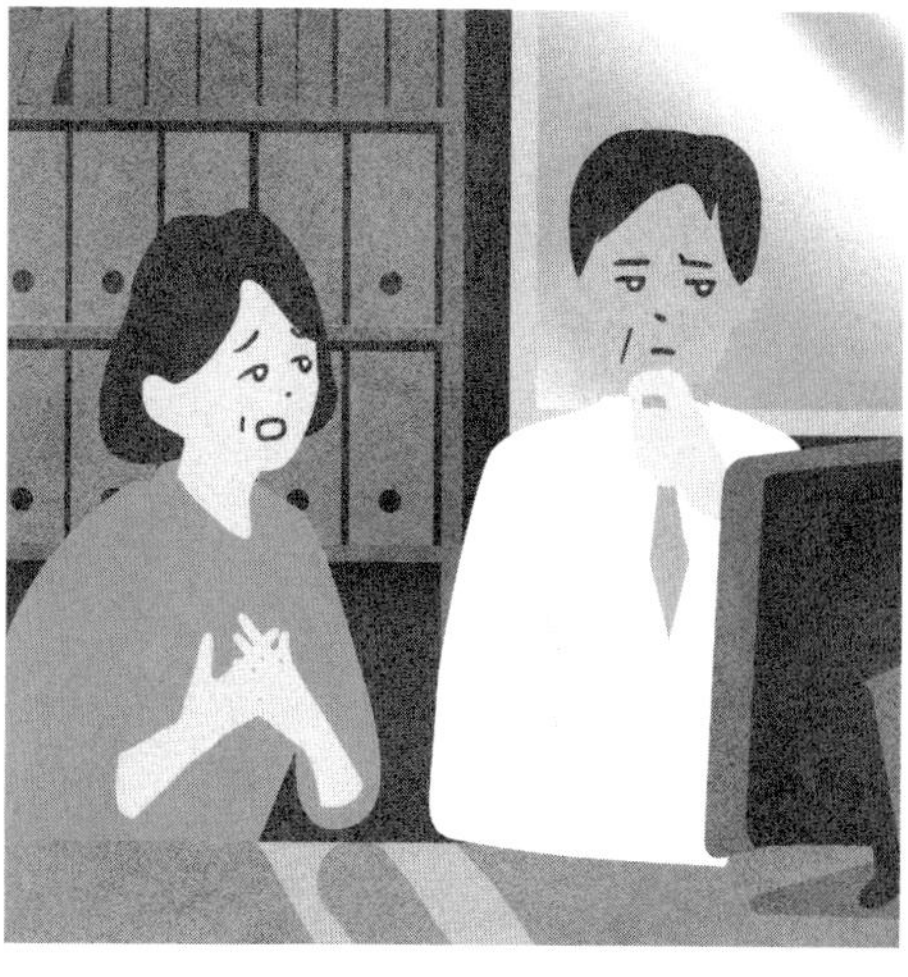

かったろうからである」(前掲書)

深淵を覗き込まなければ目まいはしないでしょうが、深淵が消えるわけではありません。ふと覗くのであれ、そうしないわけにいかないのであれ、深淵があるとわかった以上、凝視しないわけにはいきません。病気の場合は凝視しないという選択肢はないのです。

受診する患者は「知ること」を選択する

もっとも、患者はできるものなら深淵など覗き込みたくはありません。どんな病気であれ、たとえそれがよくある病気で、多くの人がすぐに回復するとわかっていても、よほど楽観的な人でなければ、他ならぬ自分にとっては死に至る病かもしれないという不安を、少しも抱かないという人はいないでしょう。しかし、自分がどんな病気に罹患しているのかがわからなければ、何も手を打てないのです。

予想以上の、場合によっては青天の霹靂のようなショックを受ける病名を告知されるかもしれません。他方、予想していたほど最悪の事態ではないことがわかれば、とりあえず安心できます。それは、ことさらすぐに診断名を知りたい人だけのことではありません。

受診する人は、どんな診断が下されるだろうかと不安に思いながらも、自分の病気について何も知らないよりも、知ることを選択します。だからこそ、はっきりとした診断が下されないと、一方で本当のことを知るのが怖いとしても、何が不調の原因かわからず病名も告げられないままに帰されれば、いよいよ不安になるでしょう。

このような状況で、たとえ正当な理由があっても医師がはっきりとした診断を下さないことは、一方で患者にとっては安堵、しかし、他方では宙ぶらりんの状態に置かれることを意味します。

患者が「深淵」から目を背けなかったことに注目する

そこで、すぐに診断を下せないことを、納得できるよう説明できなければなりません。ギリシア語で「説明する」は、「ロゴスを与える」という表現をします。「ロゴス」は「言葉」という意味もありますが、「理論」「理」という意味でもあります。

もっとも、論理的に説明するだけでは十分ではありませんし、納得してもらえないでしょう。患者の問題と思える言動があった時の対処法は、「同じ言動の適切な面に注目することが、同時に同じ言動の不適切な面に注目しないことになる」という注目をすることです。

もとより、診断名を性急に（と医師には思えるかもしれませんが）知りたいと思うことは、問題でも不適切な言動でもありませんが、適切な面に注目すれば、患者が早く診断名を知ろうとすることが気にならなくなります。どうすればいいかといえば、患者が受診し、「深淵」から目を背けずに健康を取り戻す決心をしたことに注目すればいいのです。

その上で、すぐに診断を下せない時には、大事なことは適切な治療であること、早く診断を下そうとすれば誤診につながり、ひいては来院した本来の目的、つまり健康を取り戻すという目的を達成することが困難になるので、その意味でも、早く受診したことが治療にとって有用だったことを伝えることができます。もっと早く受診した方がよかったケースもあるでしょうが、それでもその時点から治療を始めるしかありません。とにもかくにも受診したことに注目すれば、受診が遅れたことに患者がいつまでも囚われることなく、治療に専念できます。

ここまで書いて、母が脳梗塞で入院した時のことを思い出しました。四半世紀以上前のことなので、今は治療法もずいぶん変わっていると思いますが、当時は有効な薬がなく、意識は戻りませんでした。私に「なぜ意識が戻らないのかわからない」と説明した主治医を、私は信頼していました。医師が他人事のように彼岸で治療しているのではなく、患者と同じ側に立って、目の前に開いた深淵を共に覗いているのを知ったからだと思います。

過去に囚われて治療に前向きになれない患者

患者が過去に囚われて、治療の次のステップになかなか進めない時に、医師はどのような言葉をかければ、患者が過去に囚われる思いから脱却し、治療に向かっていく援助ができるか考えてみましょう。

これまで受けていた治療ではよくならなかったとか、努力して生活習慣を改善しようとしていたのに功を奏しなかったというようなことがあると、たとえ新しい治療法を提案されても、過去の経験に囚われてしまうことがあります。この上何をしてもよくはならないだろうと考えて、治療や生活習慣改善に前向きに取り組めないのです。

以前の治療で望む結果が得られなかったのであれば、同じ治療を続けることはあまりないでしょう。同じことを続ければ同じことしか起こりませんが、違う治療を試みれば、それによってどんな結果になるかはわからないとしても、少なくとも前とは同じことにはなりません。

よくなりたいのであれば、前とは違う治療を受けるしかありませんが、新しい治療を受けることをためらう人はいます。新しい治療法を受け入れないとすれば、何かわけがあるのです。それは変化を恐れるということです。

「何が起こるかわからない」ことへの恐れ

私もカウンセリングでは、患者に従前とは違う行動を取るよう助言します。ところが、例えば「叱るのをやめてみよう」といった助言をしても、叱ることに固執する人は多いのです。「もう少しきつく叱ったら、相手は改心するかもしれない」という希望を捨てられないのです。もし叱ることが教育的に有効であるとすれば、一度叱れば問題行動をやめるでしょう。しかし、またすぐに同じことが起こります。そうであれば、叱る程度が足りないからではなく、行動を改善させる方法として、叱ることは適当ではないと考える方が論理的です。

それでも叱ることをやめようとしないのはなぜかといえば、叱ることに代わる新しい方法を試みた時に、何が起こるかが予想できないからです。これまでのやり方では駄目であることがわかっていても、同じことをすれば何が起こるかはわかります。

新しい治療法を受け入れない患者がいるとすれば、今述べたのと同じことが起こっているのです。原則としてよくなりたくない人はいないでしょうが、これまでの治療ではよくならないことはわかっていても、新しい方法を試すこと自体が怖いのです。

そこで、先にあげた例でいえば、ただ叱るのをやめるというだけではなく、叱ることに代わる方法を提案します。診察の場面では、これまでとは違う治療がどういうものか、それによってなぜよくなるのかを説明します。

「期待感」を示せなければ患者は前に進めない

さらにできることはあります。改善する、少なくとも現状よりも改善する可能性があることを丁寧に説明することです。このような患者は、これまで一度だけでなく何度も、また一人の医師だけでなく、複数の医師による治療を受けてきたにもかかわらず、改善しなかったという過去に囚われています。また「よくなる」といわれてもにわかには信じることができないでしょうが、それでも医師はリスクも含めて説明しなければなりません。

私は心筋梗塞で入院した時、アトピーで皮膚の状態がひどく、胸につけた電極はテープで固定しないと外れてしまうほどでした。それを見た皮膚科の医師が、それまで他の医師が行ってきた治療法を「気に入らない」といって、新しい薬に変えました。おかげで入院している間にアトピーは劇的に改善し、子どもの頃からの苦しみから脱却することができました。

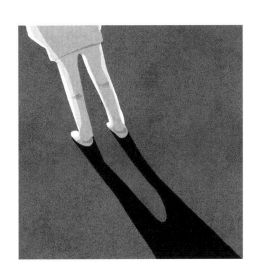

私も新しい治療を始めた時に、カウンセリングで同じことをしていたのを思い出しました。今だったらもっと慎重に言葉を選ぶでしょうが、私はカウンセリングにやってきた人に、「これまでカウンセリングで聞いてこられたことは全部忘れてください」というようなことをいっていました。過去に囚われる人が多かったからです。目を未来に向ける援助をするためには、いわば身体の向きをすっかり前に向けることができなければなりません。

もちろん、そんなことをいわれても、過去に経験したつらかったことを話すのをやめようとしない人は多かったのですが、よくなる、少なくともこれまでとは違ったことが起きるかもしれないと思えた人は、確実に変わっていきました。

患者が期待感、これまでとは違うことが起こるという予感を持てることが必要です。誰が診ても同じだと医師も思っていては、その投げやりな感じは患者に伝わるでしょう。

これまでとは違うことが起こるという「希望」を持てるように

新しい治療が功を奏するかどうかは医師とてわからないかもしれませんし、絶対よくなるとはいえないでしょう。それでも医師は、これまでとは違う治療を受ける時に感じる患者の不安を理解し、さらにその不安を、これまでとは違うことが起こるという「希望」に変えなければなりません。そのためには、この医師は本気なのだと思ってもらう必要があります。しかも、自分が優秀な医師であることを誇示するためでなく、患者を治そうとする熱意において。

私が冠動脈のバイパス手術を受けた時に、執刀医は「私は自信満々だ」と言い切りました。これは医師の長年にわたる経験と知識に裏付けられた発言だったのですが、正論であっても「手術といっても絶対ということはない」といったことをいわれたら、この医師に自分の生命を委ねようとは思えなかったでしょう。

私が手術を受けたのは五十一歳の時でしたが、手術前夜に別の執刀医に「もしも七十歳だったら手術は受けないかもしれない」といったところ、「なぜ？」と強い調子で返されました。私は手術をしないと死ぬことになると知っていたのですが、手術を受けるという人生における大きな変化を恐れていたのです。私はその医師が、何歳であれ手術を受けて生き延びることに価値があると考えていることがわかり、手術を受ける決心を固めることができました。

「治療の自己決定なんてできない」という患者

現在は、どんな治療を受けるかを患者自身が自分で納得して決める「自己決定権」が尊重されるようになっています。そのため、病気とその治療方法について医師から十分説明を受けた上で、最終的な判断や同意は患者自身が行うというインフォームドコンセントは、多くの医療現場で行われています。

とはいえ、どんな治療を受けるかを――いかなる治療も受けないという選択肢もあるでしょう――患者が自分で十分納得し、確信を持って決められるかといえば、とても決められないといっても過言ではありません。

医師は十分に説明したのだから、後は患者が自分で決めるだけと思うかもしれませんが、それほど話は簡単ではありません。実際、「治療の自己決定などできない」と訴える患者もいるはずです。そのような患者にどう向き合えばいいか考えておかなければなりません。

なぜ自己決定が難しいのか。いくつか理由があります。

まず、患者はそもそもどんな治療法があるのかわからないので、医師から教えてもらうほかありませんが、その医師の説明を理解することが容易ではないからです。

事前に病気について調べる時間があればいいのですが、病気は多くの場合、突然身に降りかかります。何の準備もできないままに医師の説明を聞いても、少しもわからないということになります。

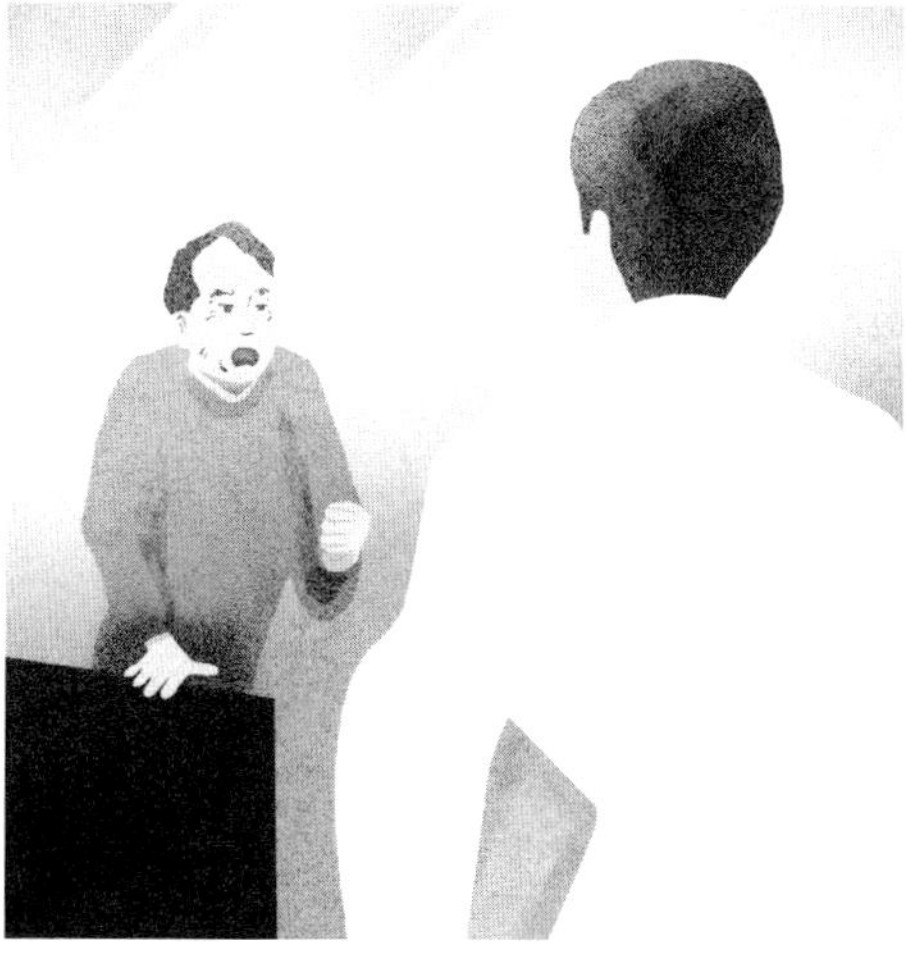

そこで医師は、「これくらいは理解できるだろうに」などと思わず、わかりやすく説明するよう努めなければなりません。医師は研究者であるとともに、教育者でなければなりません。わかりやすく患者に教えることも医師の重要な仕事なのです。

治療の自己決定は患者にとって「生と死の投機」

次に、自己決定が難しいのは、選択のいかんによっては、今後の人生のあり方が大きく変わることが予想されるからです。買い物の場合であれば、高い買い物をしたのに気に入らなかったとしても、買い直せないわけではありません。しかし、治療法の選択を誤れば、そのことが致命的にもなりうるので自然、慎重にならないわけにはいきません。同意書にサインを求められた時には、取り返しのつかない決断をすることになるのではないかと、いよいよ怖くなります。

患者は買い物をする時とは違って、治療法を選択する際、生と死を賭けるのです。英語の speculate は「思索する」「熟考する」という意味ですが、「投機する」という意味もあります（池田晶子『暮らしの哲学』）。どの治療法を選ぶべきか、選択の結果どうなるかをあれこれ考えめぐらす（speculate）のは、患者にとって命を得るか失うかというリスクを伴った投機なのです。一度決めても、後になって決断を覆すことも当然あります。

インフォームドコンセントが一般化してきている今日、どのような治療を受けるかの判断を患者が全面的に医師に任せるということは少なくなっているでしょう。それでも患者の心理は複雑で、自分の身体のことなのだから自分で決めるべきだということを知っていても決めることができず、誰かに、つまりは医師に決めてほしいと思う人もいるでしょう。

医師の方も、医学的にはどの選択肢もありうるので、できるものなら患者に決めてほしいと思うかもしれません。そこで、医師は自分の考えを押し付けることにならないように、中立的な立場から選択肢を提示し、それぞれの選択肢についてのメリットとデメリットを説明するでしょうが、選択が投機である患者とのいわば温度差が生じることになります。

本来的には、治療法の選択は患者自身しか決めることはできませんが、医師が中立的な立場から医学的に可能な選択肢を提示するだけで、選択をすべて患者に委ねるのではなく、患者が人間としての生を全うするために、もっとも適切な選択をする援助ができなければならないと私は考えています。

医師が患者に中立的な立場から選択肢を提示するという時、目の前にいる患者は「一般的な人」でしかありません。治療法のメリットとデメリットについて、誰にでも当てはまるような客観的な説明をすることができますが、患者はそのような説明を求めているわけではないのです。

例えば、作家や詩人など創作活動を行っている患者であれば、セデーション（鎮静）を行えば苦痛を緩和できるといわれても、意識レベルが低下したら創作できないのであれば、セデーションを断るでしょう。しかし、だからといって何の迷いもなく決断できるわけではありません。どうするのがいいかという正解があるわけでもありません。

気をつけなければいけないのは、医師が患者と共に考える時に、それでも超えてはならない一線があるということです。「医師や治療に過度な期待を抱く患者」の項目でも触れた例ですが、危険を伴う手術に反対する医師が「リスクを冒さなくても、三カ月も生きられたら十分ではないか」と言い放ちました。しかし、それが十分かどうかは、患者本人しか決めることはできません。たとえ、自分の考えとは違っても、医師は可能な限り、患者の立場に身を置いて患者の考えを理解することが必要です。

選択をためらう患者は家族を気遣っている

さらに自己決定が難しいのは、家族がいる場合、患者の一存では決められないということがあるからです。

フロイトは、晩年癌による苦痛がひどく、ことに夜、苦しみました。フロイトは「アンナと相談してくれ。もし彼女がいいと言ったら、終わらせてくれ」「長患いをして、惨めな体になり、力が無くなることだけは勘弁してもらいたい」と安楽死を前から願っていました。

フロイトの娘で精神科医であるアンナは、最後の瞬間を先延ばしにしたいと思いましたが、主治医のマックス・シュールは、これ以上の延命は無意味だとアンナを説得しました。モルヒネを注射されたフロイトは平和な眠りにつき、二日後に亡くなりました（ピーター・ゲイ『フロイト 2』）。

死を自分で選び取る本人は苦痛から解放されるとしても、残された家族はそれから苦しいものです。アンナは、父親の安楽死を承認したことで、後々罪悪感から離れることができませんでした。

治療法の選択をためらう患者は家族を気遣っているのです。このような時に家族にも相談できないことについて、腹蔵なく医師に話したいと患者は願うでしょう。

医師が人間としての自分に関心を持ってくれていることがわかった時、医師と患者との信頼関係が生まれます。その時、患者は自己決定する勇気を持つことができるでしょう。

医師にすべての判断を委ねる患者

患者が医師に「お任せします」ということがあります。患者がそのようにいう時の真意はどこにあるかをしっかり見定めないと、患者とよい関係を築けず、そのことは今後の治療に影響を及ぼしかねません。

患者はどんな時に医師に「お任せします」という気持ちになるのかといえば、まず考えられるのは、一般に不治と思われることがある病名を医師から告知された時です。寝耳に水ということもあるでしょうが、今はインターネットで病気について調べることができるので、受診する前から悪性の病気ではないかと予想して受診することもあるでしょう。医師にいわれた通りに検査を受け、後日、結果を聞きに行ったところ、はたして医師からまさに予想していた病名を告知されると、その瞬間、生きた心地もしなくなります。

それでも、たちまち絶望するわけではありません。診断が誤っているかもしれないと思いたくなります。しかし、それ以上に、目の前にいる医師にすがろうと思うのです。「藁にもすがる思い」でカウンセリングにこられた人からいわれ、私は「藁」ではないといってみたくなったことは何度もありましたが、患者は無力感から全面的に頼りたいと思った時に「お任せします」というのです。

関係を損なう原因にもなりうる「信頼感」

しかし、患者が医師に対して持つこの信頼感は、治療に有用である反面、医師と患者の関係を損なうことがありうるということも知っていなければなりません。アドラーが次のような事例を引いています（『人はなぜ神経症になるのか』）。

二十七歳の女性が、五年も病気に苦しんだ後、アドラーのところにきました。

「私はこれまでたくさんの医師に診てもらいましたから、いよいよあなたが私の人生の最後の希望です」

「いいえ」

と、アドラーは答えました。

「最後の希望ではありません。おそらくは、最後から二番目の希望でしょう。私があなたを救えなくても、あなたを救える医師は他にもいるでしょう」

「彼女の言葉は私にとっては挑発だった」とアドラーはいっています。

「治せるものなら私を治してみよ、と私に『挑んで』いたのである。そうすることで、彼女を治さなければならないという義務感を私にいっそう強く感じさせようとしたわけである。このようなタイプの患者は、責任を他人に転嫁したい、と思っている。

ところで、私がここに書いたような挑発を避けることは大切である。患者は、医師は患者にとっての『最後の希望』である、と考えて次第に緊張を高めたのかもしれない。しかし、このような患者にとって最後の希望であるという栄誉を受けてはならない。そのようなことをすれば、大いに失望するか、あるいは、自殺の準備すらすることになってしまう」

患者が「この医師には自分の病気は治せない」と医師に見切りをつけたとしても、次の医師を探すだけなので、何が何でも自分がこの患者を治すと力まない方がいいでしょうし、患者にとっても、他の医師の診察を受けてもいいと思える方が、気が楽になるでしょう。

今あげたのは強迫性障害（強迫神経症）の事例なので特殊な関係に見えるかもしれませんが、患者との間に適切な距離を取らないと、医師に対する依存心を強めることになることがわかります。

患者の「お任せします」は信頼ではなく催眠

アドラーが催眠について次のようにいっています。

「治療の方法として、催眠には危険がある。私は催眠を好まない。使うとしても、患者が催眠以外の方法を信頼していない時に限っている」（『個人心理学講義』）

催眠にかかる人はかなり復讐的であるというのが、アドラーが催眠を治療に使わない理由です。基本的に催眠というのは、治療者が「あなたを催眠にかけましょう」といい、患者がそれに対して「催眠にかかります」という同意をした時にだけ成立するのです。

その意味では、催眠にかかる患者は従順ですが、問題なのは、治療者に対するこのようないわば「恋愛感情」は持続しないということです。いつまでも従属する地位には満足しないのです。最初はたしかに治療者に対して従順ですが、それは「後に治療者を軽視するための準備段階にすぎないことがある」とアドラーは指摘しています（*Über den nervösen Charakter*）。

患者が医師に「お任せします」というのも、催眠にかかろうとする患者に似ています。私は、医師と患者の関係は、立場は違っても対等であると考えていますが、患者が医師に「従属する地位」にいる時、医師と患者は対等であるとはいえません。

もちろん、「お任せします」という患者が

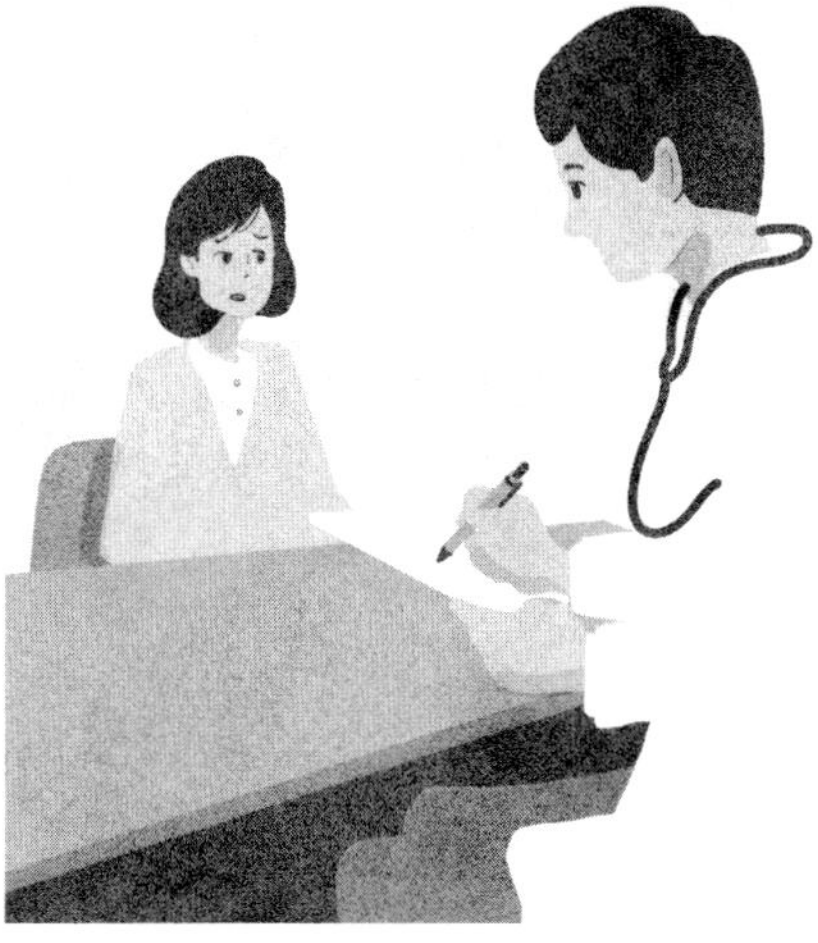

皆、アドラーが指摘するようなことを思っているわけではありません。しかし、少し距離を置くことを考えていないと、医師の心が疲弊することになります。

医師が患者を治療するといっても、医師ができるのは、患者が自分の病気を治すのを援助することです。治療に当たって患者が医師に信頼感を持っていることは、病気の経過にはよい影響を与えますが、あまりに医師に依存すると先に見たような問題が起こることがあり、自分の力で治そうという意欲や生命力が損なわれてしまうことになります。

無力感から出る「お任せします」と勇気のある「お任せします」

どうすれば医師は、患者が自分の病気を治すための援助をすることができるのでしょうか。

患者が医師に「お任せします」というのは、医師に全幅の信頼を置いているからだと思いたいでしょうが、必ずしもそうとは限りません。

患者はインターネットに溢れる情報のどれが正しいのか判断できないこともあり、

医師に判断を委ねます。インターネットなどで情報を集めることすらしない人も当然います。自分で情報を集めるには、気力も体力も追いつかない人もいます。

患者が不確かな情報に振り回されるよりは、医師に任せる方が望ましいといえますが、だからといって患者が医師を信頼しているわけではありません。今でも、自分の病気や治療法について疑問に思っていることを医師にたずねたり、患者の方から「こんな治療をしてほしい」といったりしてはいけないと思っている人がいるかもしれません。それでも、医師が医師であるというだけで無条件に尊敬し、全幅の信頼を置くことは稀でしょう。

疑問に思っていることがあっても、それを医師にたずねることをためらうのは、医師を尊敬し信頼しているからではなく、むしろ、恐れているからなのです。「こんなことも知らないのか」というようなことを面と向かっていう医師はいないでしょうが、医師からそんなふうに思われるのではないかと、怖くてたずねられないという人もいるでしょう。

信頼するというのは、医師がいうことをそのまま受け入れることではありません。医師がいうことをそのまま受け入れるのは、むしろ患者が医師を信頼していないからなのです。

「不確かな知識を鵜呑みにする患者」の項目で見たように、「対人関係」を重視し患者よりも優位に立ちたい医師であれば、患者が自分の治療方針について質問をすれば、自分の優位が脅かされたと思って腹を立てるかもしれません。

そのような医師は、患者が「お任せします」といえば満足かもしれませんが、患者は下手なことをいって医師の機嫌を損ねたくないと思っているだけで、医師を信頼しているわけではないのです。患者が医師を信頼していなければ、患者の治療に必要な協力関係を築くことができません。

医師は患者に対して、どんな些細なことであっても、疑問があればたずねるようにいっておき、実際に何か質問を受ければ可能な限り丁寧に説明しなければなりません。たずねられなくても、病気や治療の方法について説明しなければなりません。その際、根拠のない安心感を与えることは避けなければなりません。患者が知りたいのは事実なのです。

私の母が脳梗塞で倒れた時、予後はよかったのですぐに退院できるのではないだろうかと楽観していましたが、再発作を起こしてからみるみる悪化していきました。肺炎を併発してからは意識も失いました。

ある日、主治医から呼び出されました。もはや回復の見込みがないということを告げられましたが、医学的な説明を受け、医師に多くの質問をすることができたので、「この医師に任せよう」と思いました。

　これは医師任せにするという意味ではなく、母に残された日々をこの医師となら乗り切れるという確信を得られたということです。自分自身の病気についても同じです。患者が無力感から医師に全面的に頼ろうとするのではなく、この医師の力を借りて自分の病気に向き合う勇気を持てれば、「お任せします」という言葉が患者から発せられます。そのことを可能にする関係を築くことが医師の重要な仕事なのです。

病状がかなり悪化してから ようやく受診した患者

患者に対して「どうしてこんなになるまで放っておいたのだ」といいたくなったことがある医師もいるでしょう。実際、そのような言葉を発した人もいるかもしれません。もちろん、患者は自分の身体の異常に気づいた時に、いち早く受診するべきだったとは重々承知しているはずです。それなのに医師から非難された患者は、受診したことを深く悔やむことになるでしょう。

医師がそんな言葉を発しないために、なぜ患者が速やかに受診しないのか、あるいは、できないのか考えてみましょう。

まず、身体の異常に気づかないということがあります。身体に異常があることに気づくのは、本質的にどうしても遅れるからです。

ふと誰かの視線を感じて目を向けたら、その人と目が合うことがあります。目が合ったのは、相手が先に自分を見ていたからです。それと同じように、身体は異変が起こっていると呼びかけているのに、自分では気づかないことがあります。その呼びかけは、最初はひそやかなものだからです。

「無害な解釈」が身体からの呼びかけに蓋をする

次に、身体の呼びかけに気づいても、耳を塞ぎたいということがあります。やがて、痛みがあったり不快になったりします。そうすると、身体に何かが起こっているのではないかと気になります。それでも、しばらくすればこの痛みは引くだろうと考えたり、無害な解釈にすり替えたりしてしまうのです。

私が心筋梗塞で倒れた時には、何の前触れもなかったわけではなく、倒れるずっと前から異常に気づいていました。普段なら自宅から駅まで歩いて十分足らずで行けるのに、二十分もかかるようになりました。私はデスクワークばかりしているので、足の筋力が衰えたのだろうと解釈しました。当然、受診はしませんでした。

しかし、筋力の衰えが原因だと何の疑問もなく考えていたのではありませんでした。受診したら、死に至りうる病気を告知されるかもしれないという恐れはありました。だからこそ、受診しないために無害な解釈を作り上げたのです。

澁澤龍彦は『高丘親王航海記』を雑誌に連載していた時、喉の痛みを訴えるようになりました。頭痛や不快感よりこの方がまだいいかと、最初は呑気に構えていました。しかし、やがて喉の痛みと咳が激しくなって受診したところ、悪性腫瘍の疑いがあり即入院を告げられました。

この時、澁澤は一言「早く来ればよかったね」といって黙ってしまいました（澁澤龍子『澁澤龍彦との日々』）。

澁澤は『高丘親王航海記』の中で、藤原薬子に自らの死を予言するような言葉を語らせています。

「未来をうつすわたしのこころの鏡は、わたしの死が近いことを告げているのです」

また、高丘親王が雲南の湖を船で渡っていた時、ふと、船端に首を伸ばし、鏡のように澄んだ水面を覗き見ると、他の人の顔ははっきりとうつっているのに、自分の顔がうつっていませんでした。随行者の蒙の言葉を親王は思い出しました。

「蒙のいうところによれば、湖水に顔のうつらぬものは、一年以内に死ぬという。迷信だとは思いながら、親王はどきりとした」

これを書いた時、澁澤が強い死の予感を持っていたかはわかりませんが、澁澤自身と同じく喉の異物感を訴える高丘親王に「漠然とした予感」を語らせているのは、死にゆく高丘親王に自分自身を重ねていたからだろうと私は思います。

最初は無害な解釈をしたり、受診よりも優先すべきことがあると考えたりして、身体の呼びかけに耳を塞いでいても、やがて死の予感に囚われるようになります。どんな病気であれ、ひょっとしたら死ぬのではないかと思ったことのない人はいないのではないでしょうか。

城山三郎が、左胸に疼きを覚え、息切れをし、息苦しさを感じるようになった時のことを次のようにいっています。

「わが身の一部でありながら居所不明のままで居た心臓が、このところ、覆面をはずして名乗りをあげ続ける」（『無所属の時間で生きる』）。

健康だった時にはまったく意識しなかった身体が、その存在を主張し、自分の身体なのに自分と身体との間に隔たりが生まれます。ちょうど自分ではない他者を自分の意のままにコントロールできないように、病気の時には身体が自分にとって「他者」

になります。そうなると、自分の中で何が起こっているのかわからず、自分の身体でありながらどうすることもできなくなり、否が応でも身体の呼びかけに応えないわけにはいかなくなります。

このようなことがあってようやく受診しても、「こんなになるまで放っておいた」ために、時に受診の遅れが致命的になることがあるのです。

「ほんとうに健康」ならば身体の呼びかけに応答できる

このようなことにならないためには、早い時期に身体の呼びかけに応えなければなりません。

ヴァン・デン・ベルクは次のようにいっています。

「ほんとうに健康な人間は傷つきやすいからだをもち、その傷つきやすさに彼自身気づいている。このことは、一種の反応性〔responsibility 責任〕を作り上げるが、その反応性は決して当然のことではない」（『病床の心理学』）

ここで「反応性」の後に〔responsibility 責任〕と書いてあることには、説明が必要かもしれません。一般に「責任」と訳される responsibility の意味は、「response する ability」、つまり、「応答する能力」です。

壊れた花瓶を見て「誰が壊したのか」とたずねる人に、「私が割りました」と応答することが責任を取るということであり、他方、応答しないことは無責任（つまり、無応答）です。

身体も「受診するように」と呼びかけます。ところが、その呼びかけに応えようとしないのは、身体の呼びかけに応答、反応しない、つまり、無責任だということです。

これに対して、身体の呼びかけに応答、反応する「ほんとうに健康な人間」は、「一種の反応性〔responsibility 責任〕を作り上げる」ことができ、身体の呼びかけに応じ

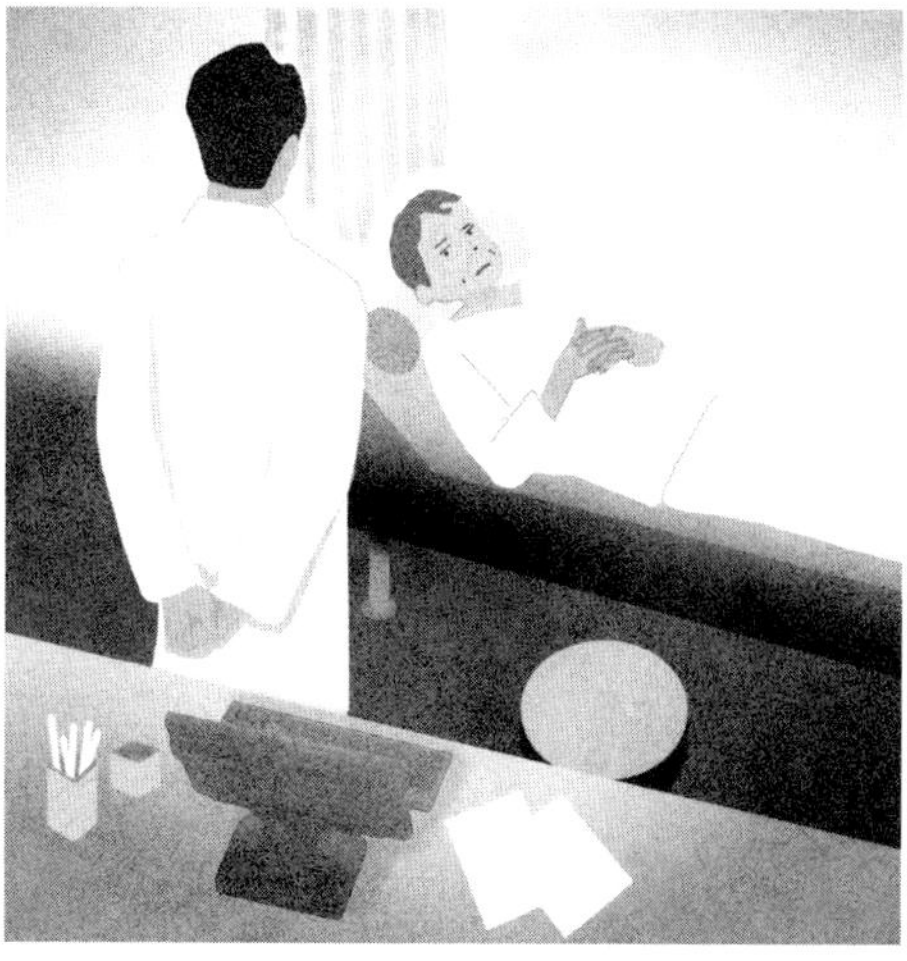

て受診するでしょう。

受診が遅れるのは、まず身体からの呼びかけに気づくこと、それに応えることが本質的に遅れるからであるということに加え、自分の身体に起こる異常に気づきたくない人が、身体からの呼びかけに応答あるいは反応（respond）しないからです。「ほんとうに健康」であるというのは、病気でないということではなく、身体からの呼びかけに応じられるということなのです。その意味での「ほんとうに健康」な人であれば、受診をためらったりはしないでしょう。

受診しなかった過去を不問にする

受診が遅れる第三の理由は、風邪くらいでは休めないという企業の体質です。診察を受けに行く時間がない、あるいは受診するとしても出勤前に医院に立ち寄るというようなことになります。

さらにいえば、医療費が高くて受診をためらう人や、仕事を休むことが収入減、さらには解雇につながる可能性がある人も多くいることは、知っていなければなりません。そのような人は受診したくてもできないのです。

以上のことを考えれば、医師が「どうしてこんなになるまで放っておいたのだ」といいたくてもいってはいけないわけが、患者側に多々あることがわかります。この上、医師から叱られるのではないかと恐れて、受診をためらうようなことがあってはならないのです。

たとえもっと早く受診するべきだったとしても、さらには受診が遅れたために治療が困難になったとしても、一大決心をしてようやく受診した患者が「受診してよかった」と思えるよう、受診したその時点での最善の治療をするしかありません。

また、「どうしてこんなになるまで放っておいたのだ」と実際にいわなくてもいいたくなるのは、治療が功を奏しなかった時の予防線を張っておきたいからという側面があるのかもしれません。しかし、たとえ受診が遅れ、そのためによくならなかったとしても、患者は医師を責めたりしないでしょう。患者は自分でも、早く受診するべきだったということを知っているからです。

先に澁澤龍彦が一言「早く来ればよかったね」といって黙ってしまったことを引きましたが、澁澤は別の医院を受診した時、ポリープとか咽頭炎と診断され、それを信じて治療に通っている間に下咽頭癌が進行していたのでした。早くはなかったかもしれませんが、意を決して受診したのに誤診だったことが判明した時の、澁澤のショックはいかばかりのものだったかと思うと心が痛みます。このような場面では、医師の責任は重いといえるでしょう。

ともあれ、早くに受診しなかったという過去を不問にし、懸命に治療してくれる医師を患者は信頼するものです。

信頼できない行動を取る患者

医師と患者との間に信頼関係がなければ、治療を進めることはできません。反対に、信頼関係が失われている場合は、医師が原則として診療を断ってはならないという応召義務の範囲を逸脱する状況として、患者を診療しないことが正当化されることがあります。

応召義務を課せられないような信頼関係の喪失は、例えば患者による暴力・暴言や、診療とは関係ないクレームを繰り返し続けるというような、限られた状況においてのみ認められます。

ここで考えたいのは、こうした滅多に起こらない状況ではなく、頻繁ではないとしても時に起こりうる、患者を「信頼できない」と医師が感じる状況において、患者にどう向き合えばいいかということです。

患者を「信頼できない」と医師が感じる場面というのは、例えば、患者が診察の予約時間をいつも守らず、それに対して謝らないとか、薬を指示通りに飲んでいるといいながら実は飲んでいないといった状況です。また、治療上やめる必要のあるたばこや酒を隠れて嗜んでいるなど、医師に嘘をつくというような場合も考えられます。

このようなことが続くと、医師は「この患者は信頼できない」と思うようになります。しかし、たとえそう感じたとしても、医師は原則として診察を拒むことはできません。問題は、信頼関係がなければ、適切に治療を進めることができないということです。このように、医師が患者を信頼できないと思ってしまう場面においても、どうすれば患者との信頼関係を築けるか考えなければなりません。

信頼できない行動の目的は「注目されること」

まず、患者は自ら、医師から信頼されないように振る舞っていることに注目する必要があります。患者は自分の行為によって、医師からの信頼を失うことを知っているのです。

それゆえ、予約時間を守るようにとか、きちんと服薬しなさいと注意しても甲斐がありません。未成年でたばこを吸う若者に、「未成年者はたばこを吸ってはいけないということを知っていましたか」と注意した時、「知りませんでした」といって直ちに喫煙をやめるとは考えられないのと同じです。

かつての同僚の医師が診ていたある患者のことを思い出しました。その患者が長く姿を見せないので心配していたところ、数カ月ぶりに診察にやってきました。

診察室に入ってほどなく、医師の大きな声と患者の泣き声が聞こえてきました。オーバードーズを繰り返していた患者は、またも大量に服薬し、しばらく入院していたのでした。

「そんなことをしたら、もう診ないといっていたでしょう！」

医師は患者をきつく叱りましたが、泣き崩れる患者を医師が追い返すことはありませんでした。二人は喧嘩を繰り返す母娘のように見えました。

患者の行為には「相手役」がいると、アドラーは考えます（『人はなぜ神経症になるのか』）。その相手役から注目されることが、患者が繰り返す問題行動の「目的」です。

叱ることはいよいよ注目しているということになり、患者の行動は続きます。

問題行動を取らなくても、病気になると家族は心配します。それもまた注目することなので、病状がよくなるにつれて自分への関心が薄れてくると、失われた注目を取り戻したいがために、病気がぶり返すことがあるとアドラーはいっています（『教育困難な子どもたち』）。

当然、相手役は一人ではありません。相手役の一人である医師は対応を変えることができます。患者が問題行動を取ることの一つの目的は、医師の注目を引くことです。問題行動にどんな仕方であれ注目してしまうと、その行動は続いてしまいます。

強く意識しないとどうしても問題行動に注目してしまいますが、どんな行動にも適切な面があるはずです。同じ行動の適切な面に注目することは、同時に同じ行為の不適切な面に注目しないことを意味します。適切な面への注目が、医師の信頼を損ねるような行動をする患者に対してできることです。

先に引いたケースでいえば、受診したことだけに注目すればいいのです。言葉は患者によって変えなければなりませんが、「受診してくれてありがとう」という意味の言葉をかけるということです。最後の受診から今までのことをたずねた時に、患者が入院していたことを打ち明けても、「今」責める必要はありません。

注目を引くために（このことを患者は自覚していないでしょうが）特別なことをしなくてもいいということ、そして必要なのは病気の治療であって、医師の注目を引くことではないということを、患者に教えなければなりません。

「二人」で何ができるか

次に、ただ注目を引くためでなく、医師が患者に問題行動を取るように仕向ける言動をしていないか、振り返る必要があります。

アドラーに殴りかかった患者のことは、「病気への怒りと不安をぶつける患者」の項目でも引きました。その患者は、別の医師から治癒不可能だといわれていました。アドラーにも拒絶されるだろうと思い、治療の間三カ月もずっと沈黙を続け、その後、殴りかかったのでした。患者が治療中に殴りかかることは、治療を拒む「正当な事由」に相当するでしょうが、アドラーは抵抗しないで、こんな言葉をかけました。

「どうだろう？　あなたを治すために二人が何をすればうまくいくと思うかね」（『生きる意味を求めて』）

アドラーは、「二人」が何をすればうまくいくと思うかと問うているのです。治療は医師が患者に対して一方的にするものではありません。治療には患者の協力が絶対に必要なので、独断で進めてはいけませんし、きちんと治療内容について説明しなければなりません。

飲酒、喫煙をする患者も、それが治療の妨げになることを知って医師に反発している場合がほとんどでしょうが、実のところ本質的には理解していない可能性もあります。

昔の話ですが、シンナー中毒で補導された少年に講義をした時のことを、友人の精神科医から聞いたことがあります。彼は叱ったり説教したりせず、シンナーが脳や肝臓

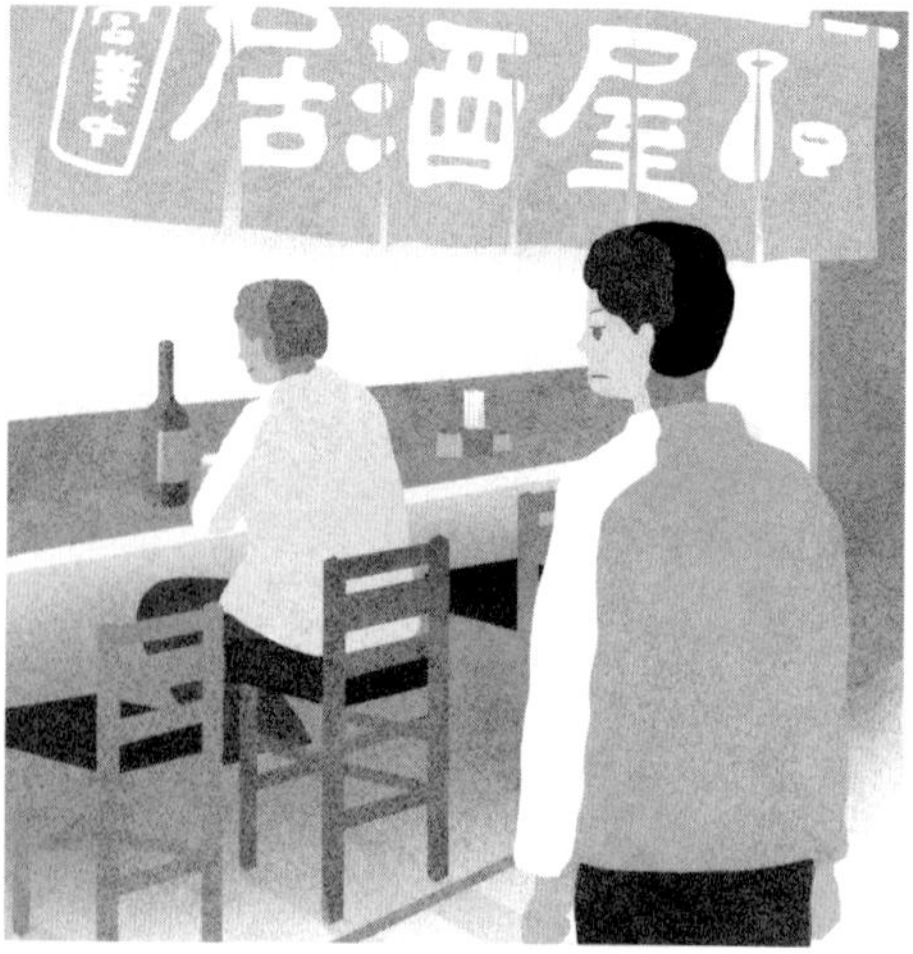

にどんな影響を及ぼすかを淡々と講義しました。講義の前に、皿に載せたレバーにシンナーをかけておきました。溶け出したレバーを見せて、医師はいいました。

「君たちの脳も肝臓もこんなふうになります。ではさようなら」

これからどうするかは少年たちに任せました。その友人がいうには、叱ると再犯率が高い一方、医学的にきちんと説明すれば再犯率ははるかに低くなるということでした。初めから患者を疑ってかかったら、それだけでも患者が医師に反発する理由になるでしょう。

どれほど挑発的な態度を取る患者であっても、助けてほしいのです。「この患者は信頼できない」と思ってしまうと、それを裏付ける行為ばかりが目に留まります。まずは、医師が先入見を持たずに、患者を信頼することが肝要です。

人生の最終段階の話を忌避する患者

人は誰でも必ず死にますが、いつ、どこで、どんなふうに死ぬことになるかは、誰にもわかりません。病気で死ぬとは限りませんが、もしも病気になったらどんな治療やケアを受けたいかというようなことについて、家族などに伝えておきたいと思う人はいるでしょう。

しかし、そうは思っていても、実際にどうなるか予測することは困難です。その上、生命の危険が迫った状態になると、どんな治療を受けたいか、例えば、延命治療を望むのかどうかについて、判断ができなくなったり意思を伝えられなかったりする恐れがあります。

そうなると、どんな治療を受けるかを本人に代わって家族が決断しなければならなくなりますが、これは家族にとっては容易なことではないので、家族が本人の希望を聞いておかなければならないと思う気持ちはわかります。

そこで、「アドバンス・ケア・プランニング（ＡＣＰ）」ないしは「人生会議」として、本人と家族とで人生の最終段階で受ける医療やケアについて、話し合いをしておこうという動きがあります。そうした際によく聞かれるのは、本人が「そんな話、縁起でもない！」と拒否感を示し、話し合いを拒んでしまうことです。

死を意識しても、自分が死ぬとは考えない

なぜこのようなことについて話をするのが難しいかといえば、死が必ず話題になるからです。

本人が話し合いを拒めば、どんな治療やケアを受けるかは本人が決めること、本人しか決められないことなので、それ以上先には進めません。しかし、家族は何とか話し合いができるように働きかけたいと思うでしょう。そのためには、家族はまず、本

人がどのような思いで話し合いを拒むのか、理解することに努めなければなりません。

多くの人は、人間は死ぬということを知ってはいても、他ならぬこの自分が死ぬとは考えていません。ドストエフスキーは『白痴』の中で、たとえ瀕死の重傷を負っていても、人は最後の最後まで必ず自分は救われるという希望を持っていると主人公に語らせています。また、この主人公は、刑の執行直前に特赦で罪を減じられ死刑を免れた死刑囚のエピソードを語っています。

この人は銃殺刑を宣告されてからの二十分間、確実に自分は死ぬと信じて疑わず、その間の恐怖がいかに耐え難いものだったかを語っています。死を宣告され死を免れない人の苦痛は、瀕死の重傷を負っていてもなお自分が助かるかもしれないという希望を持っている人よりも、はるかに大きいのです。助かるかもしれないという希望を持っている人が、最後の最後まで自分が死ぬとは思わずにいられれば、死の恐れから目を逸らすことができます。

私の経験でいえば、ある朝早く、息が苦しくなって救急車で病院に搬送されました。すぐに、心筋梗塞と診断されました。その時に、一人で死ぬというのはなんと寂しいことだろうとはたしかに思いましたが、それでも、これから死ぬとは少しも考えていませんでした。

死が迫った人間は、瀕死の重傷者と同じ立場です。目下、元気であればもとより、病の床にある人であっても、自分は助かるという希望を持っています。それなのに、どんな治療やケアを受けるか、とりわけ延命治療を受けるかどうかというような話し合いをすることは、「自分は死なない」という希望を奪われることになると恐れるのです。

もちろん、このような希望を持つことは、人は必ず死ぬという現実からの逃避でしかありませんが、多くの人はそのような希望にすがって生きているのです。これは、子どもが怖いものを見ないよう目を固く瞑るのと同じですが、目を瞑っても死が消えてなくなるわけではありません。

本人と家族の「共同の課題」

このように考えている人とどうすれば話し合いができるかを次に考えてみます。

先にも見たように、どのような治療やケアを望むかは本人が決めることなので、話し合いをするために家族は、本人が決めるべきことを「共同の課題」にする手続きを踏まなければなりません。つまり、話し合いに応じてほしいという依頼をし、本人が同意しなければ話し合いはできないということです。これは話し合いができる、できないにかかわらず、押さえておくべきことです。

本人が話し合いに応じれば、どんな話をしたいか、あるいはしないかを伝えなければなりません。話し合いを拒む人にも話すことができます。どんな話になるかわかっていなければ、不安ばかりが膨らむことになります。

まず、価値観に触れる話はしないということです。

話し合いをしようとしない人は、人が死ぬという現実から目を背けているといえばそれまでですが、だからといって本人の考えを否定してはいけません。助かるかもし

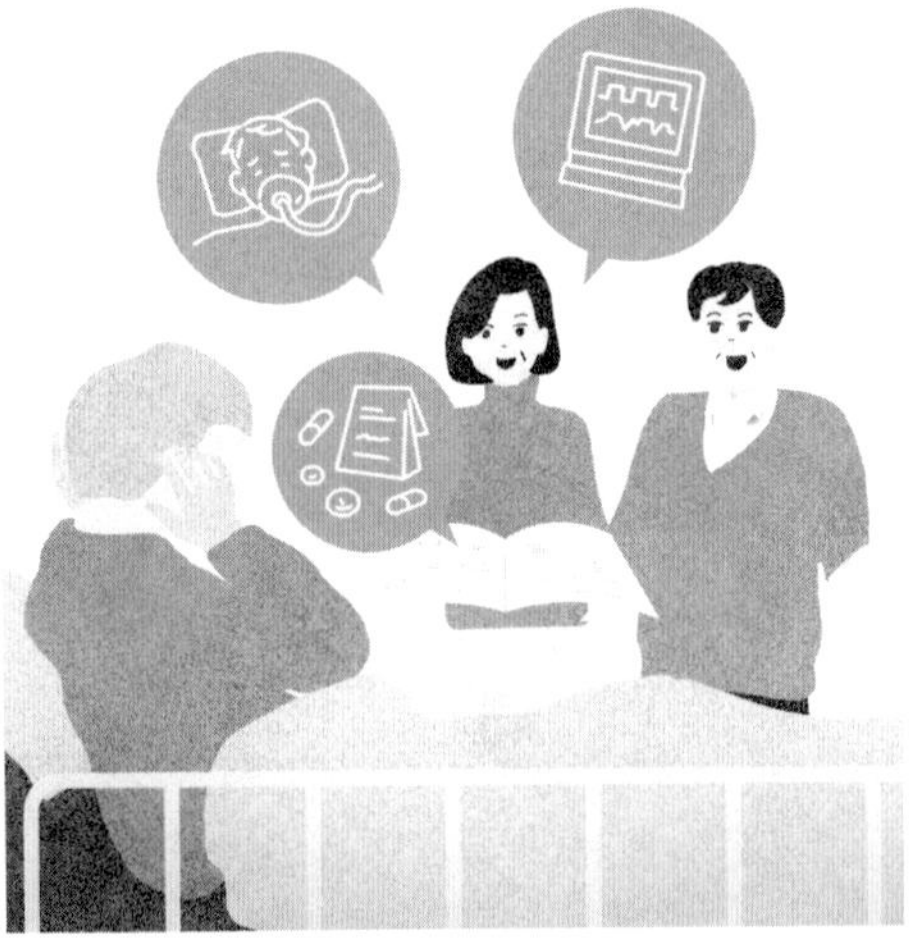

れないという希望をくじいてはいけないのです。

延命治療を拒否した若い女性のことを、テレビのドキュメンタリー番組で見たことがあります。彼女は心臓移植を受けて難病と闘った末、もうこれ以上苦しみたくないと人工透析を拒否しました。彼女は来世の存在を確信していたのですが、父親は「はっきりいって死んだら何もかもおしまいだ」といって翻意を試みました。しかし、たとえ考えが違っていたとしても、本人の意思を尊重しなければなりません。

意向は伝えても押し付けない

次に、家族の意向は伝えても押し付けないということです。その上で、本人にとっても家族にとっても有用な提案をしたいと伝えます。

本人がどんな治療を受けたいと考えているかを確認するだけなら、話は簡単です。しかし、本人が希望してもそれを家族が引き受けられないことはあります。家族が看病したり介護したりする場面は多いわけですから、家族の意向を本人に伝えることはできます。ただし、あくまでもお願いなので、家族の意向を押し付けることはできません。

どんな治療を受けたいか、本人の希望を家族が知っていれば、仮に本人の意思表示ができなくなるようなことがあっても、(慎重に言葉を選ばなければなりませんが) 家族は迷わずに本人の意思を医師に伝えることができ、ひいては速やかに治療を受けることができるでしょう。本人の希望を知っていることが家族にとって有用であることを、本人にきちんと伝えなければなりません。

先に見たように本人が、自分が死ぬとは思わないようにしていれば、深刻にならず冷静に話し合いをすることができます。延命治療を受けるか受けないかという話も、一般論として切り出すことができます。もっとも、いきなり延命治療の話をする必要はありません。もしも入院するようなことになったらどの病院がいいか、というような話から始めることができます。

賛成できなくても理解する

第三に、せっかく話をするのですから、ただ治療やケアについてだけでなく、本人が病気にならなかったら話せなかったであろうことを話題にすることもできます。病気や死についての話に限定しなくていいということです。話をすることで、自分が家族から大切に思われていることがわかれば、本心を話そうと思うでしょう。

自分は死なないと思っている人でも、死に対する恐れがまったくないわけではありません。むしろ、強がっているだけかもしれません。先に見た女性の父親は、子どもの考えを否定するのではなく、まずは話を聞くべきだったと思います。話を聞く時には、自分が同じ状況にあればどう考え、どう感じるだろうかと、相手の立場に身を置くことが必要です。賛成できなくても、理解することが先決です。

皆で話し合いをしても、家族から自分の考えを否定されたり、批判されたりすることはなく、話をすることは楽しいと知ることが大切です。一度の話し合いで結論を出そうと思う必要はありません。やがて、皆で話をすることが楽しみになってきます。

話し合いをすることを拒む人の中には、自分が病気になって入院し、ついには死ぬことになった時に、家族に何らかの迷惑をかけることを恐れる人がいます。そのような人が話し合いに応じても、延命治療は受けないというかもしれませんが、これが必ずしも本心ではないことがあります。

人は生まれてくる時も生きている時も、そして死ぬ時も決して一人ではありません。

誰かの力を得なければならないということです。しかし、そのことは人に迷惑をかけるということではないのです。この点を話し合いの中で明確にしなければなりません。

総じていえば、多くの人は「生きる勇気」(Der Mut zum Leben)をなくしてしまっています。「人生会議」をするのであれば、その話し合いを人生の最終段階や死だけに焦点を当てるのではなく、生きること(Leben〔人生〕)を見直す機会にしたいのです。生きる勇気を再び取り戻せば、自分が生きていることが人の迷惑になるとは思わなくなるでしょうし、死という避けることができない課題にも、目を背けずに向き合うことができるようになるでしょう。

患者と家族の意向が異なる時

治療方針を決定するに当たって、本人と家族の考えが一致しないことがあります。このような場合、どう対処すればいいか考えてみましょう。

受診した時、患者や家族がまず知りたいのは、罹患している病気がどんなものなのか、治癒するのかどうか、治癒するのであればどんな治療ができるのかということです。その際、よくなることが保証されて先の見通しが立つのであれば、たとえ苦痛を伴う治療であっても、また家族の立場では、看病のために家事や仕事をいくらか犠牲にしなければならないとしても、医師の提示する治療方針を受け入れることはそれほど困難ではないでしょう。

もちろん、どんな病気も必ずよくなるということはないのですが、問題は楽観的な見通しが立たない時です。つまり、治療に時間がかかり、その上最悪の事態も予想されるような場合に、本人と家族の考えが一致しない状況が生じうるということです。

患者自身は積極的な治療を希望しない一方、家族は積極的な治療を受け、できる限り長く生きてほしいと願うかもしれません。反対に、患者自身は手術を受けることを望んでいるものの、家族は身体の負担を考えて手術に反対することもあります。

原則として、どんな治療を受けるかということについては、患者自身の考えが最優先されるべきです。治療を受けるのは本人であり、治療がどれほど身体に負担がかかり、苦痛を伴うものであったとしても、家族が代わって受けるわけにはいきません。家族はこのことを理解しているはずですが、それでも本人の決断に反対している場合、医師は患者本人が自分の意思で選択できるように援助しなければなりません。

整形を望む子どもと反対する親に、医師がかけた言葉

子どもが顔の整形をしたいと言い出した場合は、大抵の親は反対するでしょう。そ

れでも、原則的には手術は本人が受けるのですから、本人が決めることです。

私の友人である医師のもとを、高校生の子どもが整形手術を受けることに猛反対している親が訪れました。手術を受けるのを思い止まらせるために、子どもを連れてきたのです。子どもは「先生も整形に反対なのでしょう」と斜に構えていました。親は医師が自分の味方になってくれると思っていました。ところが、医師の言葉は子どもにも親にも意外なものでした。

「私は手術を受けてもいいと思うのですがね」

その言葉に親が怒り出しました。それでも、医師は子どもと親に対して次のように続けました。

「娘さんは自分の顔の整形を受けるのだから、責任を引き受けることができると私は思う」

そういった後、手術に伴うリスクなどを丁寧に説明しました。

手術を受けるかどうかは本人が決めることであり、親といえども反対することは原則的にはできないというのはこういう意味です。患者が自分にとって最善の決断をするわけではなく、家族が到底受け入れられないような決断を下すことがあることも、知っておかなければなりません。そうすることで、子どもが親を困らせようとするようなことがあるのです。

医師は、家族の関係をめぐってカウンセリングをするのでなければ、家族の関係にまで立ち入ることはできません。それでも、本人が医学的に最善の決断を下すための援助をすることは必要です。

結局、高校生は手術を受けることになりましたが、実際に執刀する医師が手術前に「あなたは若いから、あまり目立たない手術にした方がいい」といったところ、その助言を受け入れました。追い詰められ、親に反発するために手術を受けたのだとしたら、後悔することになったのかもしれません。

今のケースでは、子どもが顔の整形手術を受けた場合、親は費用を出すことになっても、術後の世話などに関する負担が生じることは基本的にはないでしょう。しかし、手術を受けた後に家族が長く世話をしなければならないという場合は、治療方針を決定するに当たって家族の意向も考慮に入れなければなりません。

本人と家族との関係が良好であれば、患者が家族のことを顧みずに自分の考えを押し通すことはなく、当然家族のことを考慮に入れるでしょう。たとえそうした場合でも、医師が家族に協力を求めなければならないことはあります。

医師は家族の対人関係のあり方に口を挟むことはできませんが、自分と本人及び家族との関係を良好なものにする努力はしなければなりません。これは、治療方針の決定に当たって本人と家族の考えが一致しない時に必要になってきます。医師を信頼することができれば、本人も家族も自分の思いがあっても、医師の考えを受け入れるということはありうるからです。

その場合も、医師は治療方針を提示することはできますが、原則的にはどの治療を受けるかは患者が決めるのであって、医師が決めることはできません。単純化していえば医師ができることは、AとBという二つの選択肢があった場合、それぞれの選択肢のメリットとデメリットを明らかにすることです。その上でAとBのどちらを選ぶのかは、本人と家族が決めることになります。

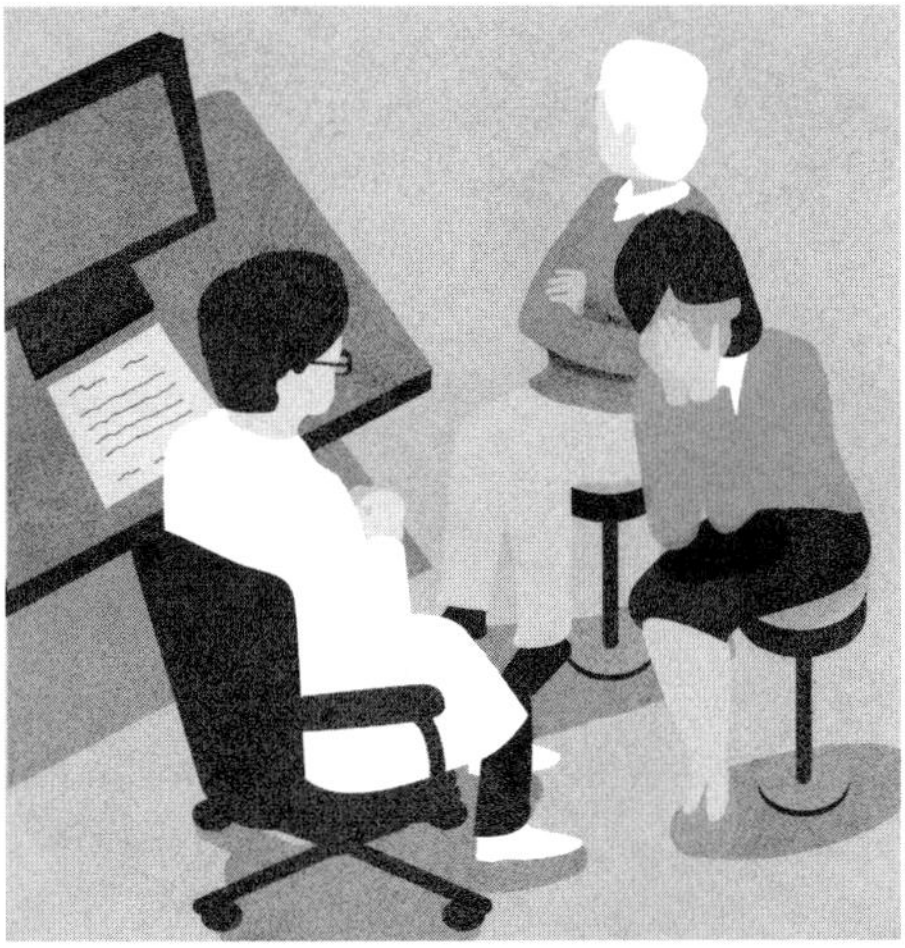

本人と家族の希望が、どちらも医師の見解とは違うということもあります。本人や家族が願ってもできないこともあるからです。また、患者と家族の意向が一致しても、それが医師の提案する治療法以外のものであり、しかも医学的に選択肢にはなりえないこともあります。この場合も医師は、それが医学的に選択肢とならない理由をきちんと説明しなければなりません。そのためにも、やはり本人及び家族との信頼関係は必要です。

患者自身が意思表示できない時

さらに、患者がどんな治療を受けたいかを自分では意思表示できない場合、どうすればよいのかも考えなければなりません。

ある時、父が入所していた施設から、急病のためこれから病院に搬送するという連絡がありました。その日の夕方から、父の意識レベルが低下したのでした。深夜に急いで病院に駆けつけたところ、当直の医師が、延命治療はどうするかとたずねました。本来的には父が自分で判断するところでしょうが、この場合は私が自分で判断しなければなりませんでした。

私は「穏やかに着地する援助をしてほしい」と医師にいいましたが、はたしてこれが父の望む答えかは確信を持てませんでした。

その後、父は危機を脱することはできましたが、ある日、医師から胃瘻を造るかどうかたずねられました。胃瘻で延命すれば何年も生きられるかもしれないが、それはそれで家族がつらい思いをすることになると医師は説明しました。

胃瘻なら穏やかな着地を助けることになるかもしれないと考えましたが、私がこのように思ったのは、父のことを考えてのことというよりも、仮に胃瘻を断れば、緩慢なものであっても父の死を私が決定することになるのを恐れたのです。

このような決断を迫られる前は、医師が説明したような、胃瘻を造ることの問題があることは一般的な話として理解していたつもりでしたが、その時の私は、胃瘻によって少しでも生きながらえてほしいと思いました。意識がなくても、息をしているのとしていないのとでは大違いです。

父はまもなく、胃瘻を造る前にさらに状態が悪くなって亡くなりましたが、もしも意識があれば、はたして父が延命のために胃瘻を造ることを許してくれたかどうか、今もわかりません。

元気な時には「延命治療は受けない」といっていた人でも、意思表示ができなくなった時に同じ考えでいるかはわかりません。

このような場合に、家族が本人に代わって決定を下さなければなりません。仮に延命治療をしても、親の考えが変わっていて本人が治療を望んでいれば問題はありませんが、そのことは確かめようがありません。「親はこんなに苦しんでいる、親も死を望んでいるだろう」と考えるのは、家族がそう思い込んでいるだけかもしれません。自分では決断を下すことができず、その決断の責任を取りたくないので、親がそう望んでいると思い込みたいだけかもしれないのです。

私は、人は誰でもどんな時も、生きることを願っていると考えています。元気な時に延命治療を断っていた人も同じです。親が元気な時に、延命治療を拒む親に同調していた家族であっても、実際に親が意識を失って横たわっている姿を目の当たりにした時に、やはり延命治療を受けさせたいと思うかもしれません。そのような揺らぎが家族に起きるとすれば、親も心が揺らいでいる可能性があるということです。

親が延命治療を望んでいなかったにもかかわらず、家族が延命治療を医師に依頼したことを何らかの仕方で知ったとしても、親はそのような家族の考えを理解してくれるのではないか、そう信頼するしかないと私は考えています。

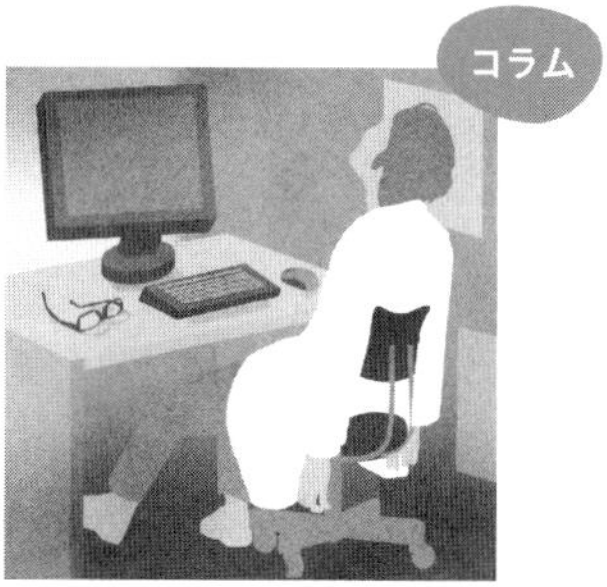

医療者の心の持ち方

バーンアウトに陥る前に医療者が意識すべきこと

長引くコロナ禍に対応してきた医療者の中で、バーンアウト（燃え尽き症候群）に陥る例が多発していたようです。特に感染拡大期においては、いつ感染が収束するかという見通しも立たない。治療が必ず功を奏するわけではなく、どれほど頑張っても患者は減らない。そうなると、無力感や徒労感に襲われ、仕事や生きることに対する意欲を失うことになっても不思議ではありません。

そこまで深刻な事態に至らなくても、今の状況に無力感や憤りを覚え、診療に対する意欲を多少なりとも削がれている医師が、診察時にどのような思いと態度で患者と向き合えばいいか考えてみます。

「できる」以上のことをしない

古代ギリシアのアテナイは、紀元前四二九年、ペロポネソス戦争の最中に感染症に見舞われました。家族すらも感染を恐れたため、感染者を看護する人は誰もいなくなり、患者は一人で死んでいきました。家族の死を嘆くことなく呆然としているのを見た慈悲ある人は、我が身を顧みることなく不幸な友人を訪ね、自らも病気に感染し犠牲になった——とやはり自らも感染したトゥキュディデスが報告しています（『歴史』）。

新型コロナウイルスに感染した患者の治療に懸命に励む医師も、これと似た状況に置かれていたように思います。良心的で熱意のある真面目な人であれば、苦しむ患者の治療をしないはずはありません。しかし、どこかで線を引かないと身が持ちません。

行為には「できること」「したいこと」「するべきこと」があります。多くの人の治療を「したい」、治療する「べき」だと思っても、「できる」ことには限りがあるのが現実です。一日に診られる患者の数には限りがあり、不眠不休で治療に当たるわけにはいかないからです。

つまり、「できる」のは「できること」だけです。問題は、医師ができる「以上」の治療をしようとすることです。そのような場合は、「できる」以上のことをしなければいいのです。「できる」ことが仕事を休むことであれば、休むしかありません。「それができないから過労になる」といいたい人はいるでしょうが、命を賭けなければならない仕事はないのです。

自分にしかできない仕事はありません。どんな仕事にも代わりの人はいるものです。仕事を休むと他の人の仕事が増えるでしょうが、誰しもいつも仕事ができるわけではなく、できる時とそうでない時があります。頑張れる人が頑張るしかありません。

また、一人の患者にかける診療時間を短縮するということも考えられます。しかし、診療に時間をかけられないのもストレスになります。かけたくてもかけられないのであればなおさらです。納得のいく診療をするために、時間をかけなければならない場合は多いでしょう。

そうすると、患者の待ち時間が長くなってしまいます。もちろん、待ち時間が長くないのが最善であり、患者を待たせることを当然と思ってはいけませんが、「患者は長く待つことになったからといって文句をいったりはしない」と信頼すること は必要です。それで患者との信頼関係が損なわれるとしたら、長く待つことによるものではなく、診察時の対応によるものです。

「できる」ことをした価値を認める

仕事をしても報われないと思う人も、燃え尽きることになるかもしれません。医師は覚悟しなければなりません。自分が治療して患者が回復しても、そのことを必ず感謝されるとは限らない、と。

私は長年、看護学校や看護大学で教えてきましたが、「他にも仕事は多々あるのに、人の命を預かる看護師になぜなろうと思ったのか」とたずねたことがあります。すると、「患者や家族から『ありがとう』といってほしいから」という答えが返ってくることがよくありました。ところが、ICUや手術室に配属されると、「ありがとう」といってもらえないことがあります。それで仕事をする意欲を失ったという相談を受けたこともよくありました。

意欲を失うのは、ただ「ありがとう」といってもらえないからではありません。

一生懸命治療をしていても、自分が患者や家族にとって意味のある存在になれないと思うからです。

鷲田清一が、阪神・淡路大震災時に、ボランティアとして遠くの体育館へ毎日出かけていた女性の話を紹介しています（『じぶん・この不思議な存在』）。その人は自宅で、病気で寝ている姑の看病をしていました。看病をほっぽり出してボランティアに出かけるのはおかしいという批判をする人がいたということですが、看病とボランティア活動ではどこが違うのか、鷲田は次のようにいっています。

「彼女が姑の世話をしていてしんどいのは、それがやってあたりまえのことだからだ。それも家族の一員として。この〈わたし〉が求められているのかどうか、それが同じつらい作業を実際より軽くも重くもする。被災地でのボランティアでは、じぶんは無名のひとりではあっても、だれかある他者に対して意味のある場所に立つことができる」（前掲書）

もちろん、「やってあたりまえ」のことはありません。しかし、看病は他ならぬこの〈わたし〉が求められていないので、「つらい」作業なのでしょうか。親にとって自分は意味のある存在になれないのでしょうか。

なぜボランティアであれば、「だれかある他者に対して意味のある場所に立つことができる」のか。鷲田は次のように説明します。

「助かった、とひとこと言ってもらえる。もっといてほしい、とじぶんの存在が求められる」（前掲書）

たしかに、そういってもらったら嬉しいでしょう。しかし、そのようにいってもらえなければ、「意味のある場所」に立てないのでしょうか。そのように考えたら看病はつらいものになります。親が言葉を発せないこともあるからです。

医師も患者から感謝の言葉をかけられるとは限りません。全力を尽くしても患者を救えないことはあります。その時、患者の家族から非難されることもあります。それでも、自分は「できる」ことをしたと、患者や家族からの承認をまたずに自分の価値を認められなければなりません。

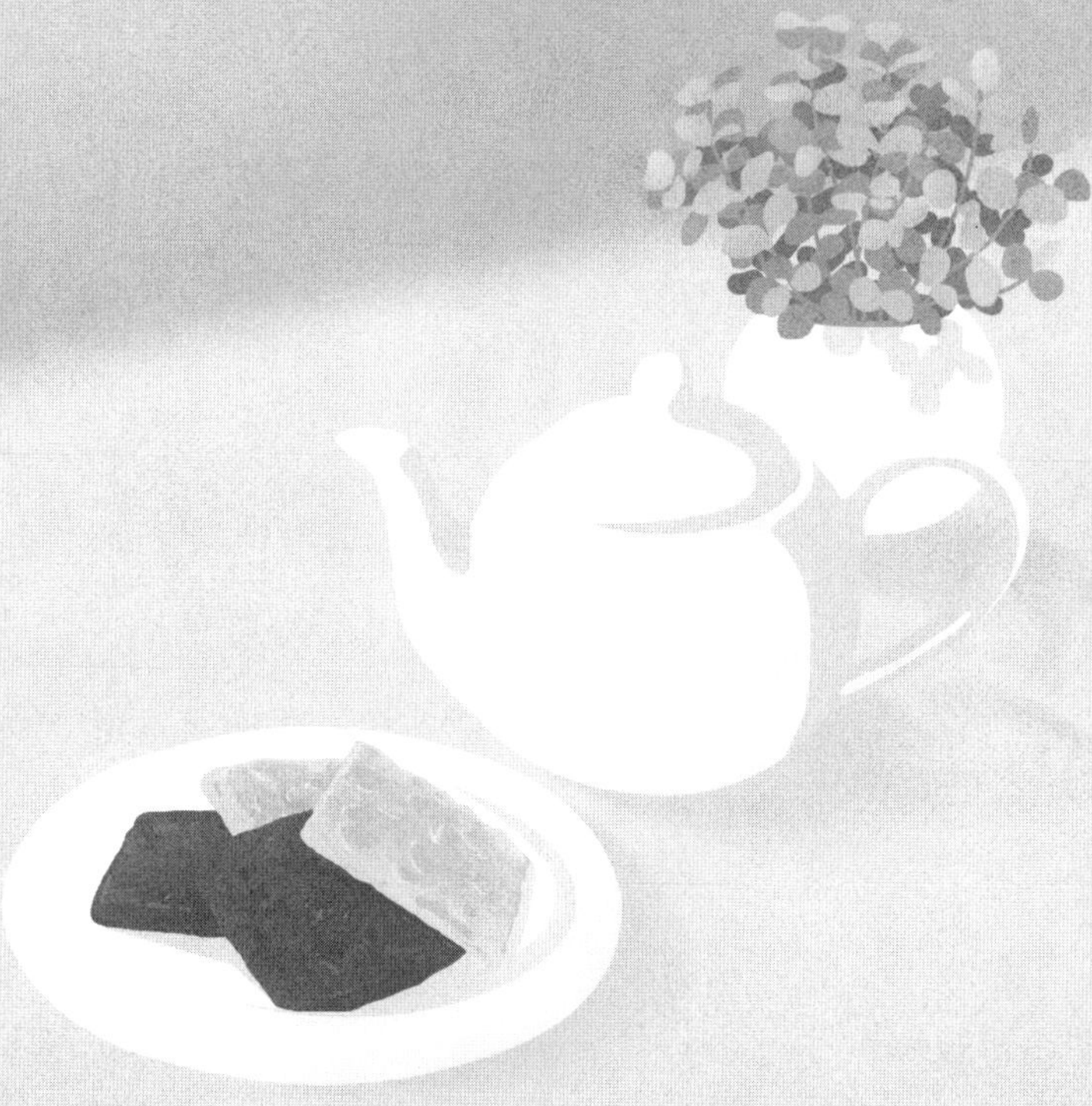

第四章

伝えづらい内容の語り方

不本意な結果を患者にどう伝えるか

治療は必ずしも順調に進むとは限りません。医師が患者に伝えづらい内容を話さなければならない場面もあります。そうした時に、医師がどのような姿勢で患者と向き合うべきかを考えます。

医師は当然最善の治療に努めるでしょうが、最善を尽くしたのに不本意な結果に終わることはあります。しかも、それが過失によるものでなければ、まずは医師自身がその結果を受け入れきれないかもしれません。ここでは、患者や家族に不本意な、しかし過失ではない結果になったことを、どう説明すればいいか考えてみます。

例えば、コロナ禍の初期によく耳にしていたのが、新型コロナウイルスの院内感染です。できる限りの感染対策を施していても、それでも院内で患者が感染することは避けられなかった。つまり、過失は負っていないけれども院内感染という不本意な結果になったというケースです。

また、薬を処方しても一向に効果が表れないなど、治療はいつもうまくいくとは限りませんし、手術が必ず成功するとも限りません。原因が最後まではっきりしないということもあるでしょう。

同様の事例は枚挙にいとまがありません。このようなことが起こった時、その説明の仕方のいかんによっては訴訟に至ることもあります。最善を尽くしたのに思わしくない結果になった時に、患者や家族にどう説明すればいいか考えておかなければなりません。

不信感を生む姿勢

まず、事実を隠すことなくきちんと説明しなければなりません。裁判になった時に不利にならないかを考えて、原因について明言を避けるというのは、患者や家族に対する姿勢としては問題です。

原因が不明ということは当然あるので、原因を断定しようにもできないということはあります。後になって説明が変わると不信感を持たれ、隠蔽を疑われることもあるかもしれません。しかし、だからといって不信感を持たれないために明言を避けるというのは、あまりに自己保身的です。不信感を持たれるのは説明が変わるからではありません。患者の治療よりも守るべきものがあったと思わせる医師の姿勢によるものです。

認知症を患っていた父の介護をしていた時のことです。父が体調を崩し受診したところ、すぐに入院することになりました。その際、バンコマイシン耐性腸球菌（VRE）が検出され、個室に隔離されました。それが院内感染によるものだったのか、もともとの保菌者だったのか十分な説明がなかったこともあり、一体何が起こったか私は理解できず、ただただ困惑しました。この事例に限らず、治療に当たって原因がたとえわからなくても、「わからない」といってもらえれば、患者と家族は医師を信頼できます。

患者が「居場所」を感じられるか

この時困惑したのは、ただ十分な説明がされなかったからだけではありません。多くの人にとって入院するということは、生涯にそうたびたびはない非日常的経験です。あまりに自宅の生活環境とは違うので、どうしても病院という場に慣れません。病院に「自分の居場所がある」と感じられなければ、療養に専念しようとは思えないでしょう。これは設備が整っているかというようなことではありません。

父の入院時は、病院に父の居場所がないように感じられ、厄介者であるかのように見られていると思ってしまいましたが、母が脳梗塞で入院した時には、病院に受け入れてもらえた気がしました。

母は呂律が回らないなどの異常が見られたため地元の病院を受診したところ、すぐ入院することになりました。幸い予後はよかったのですが、再発作を起こしてからは見る間に悪くなりました。その時点で脳神経外科のある病院に移りましたが、まもなく肺炎を併発しました。その後は意識がなくなり、懸命の治療にもかかわらず、どうしても意識が戻りませんでした。脳圧が高いことが判明し、シャント手術を受けることになりました。結果的に治療は功を奏しなかったのですが、執刀医の説明は十分納得いくものでした。

家族は、医師がどれほど有能で最善の治療をしても、人知の及ばぬところがあり、治療が功を奏しないことや不可抗力な場合があることはわかっています。しかし、不本意な結果を自分が招いたものではない、自分には落ち度はなかったという医師の思いがあまりに強ければ、その態度が不信感を招くことになります。「力が及ばなかった」という言葉があってもいいと思います。

母はシャント手術を受けたものの意識は戻りませんでしたが、この手術を受けて数日後、もう二度と目を開けないかと思っていた母が目を開けました。そのことを知っ

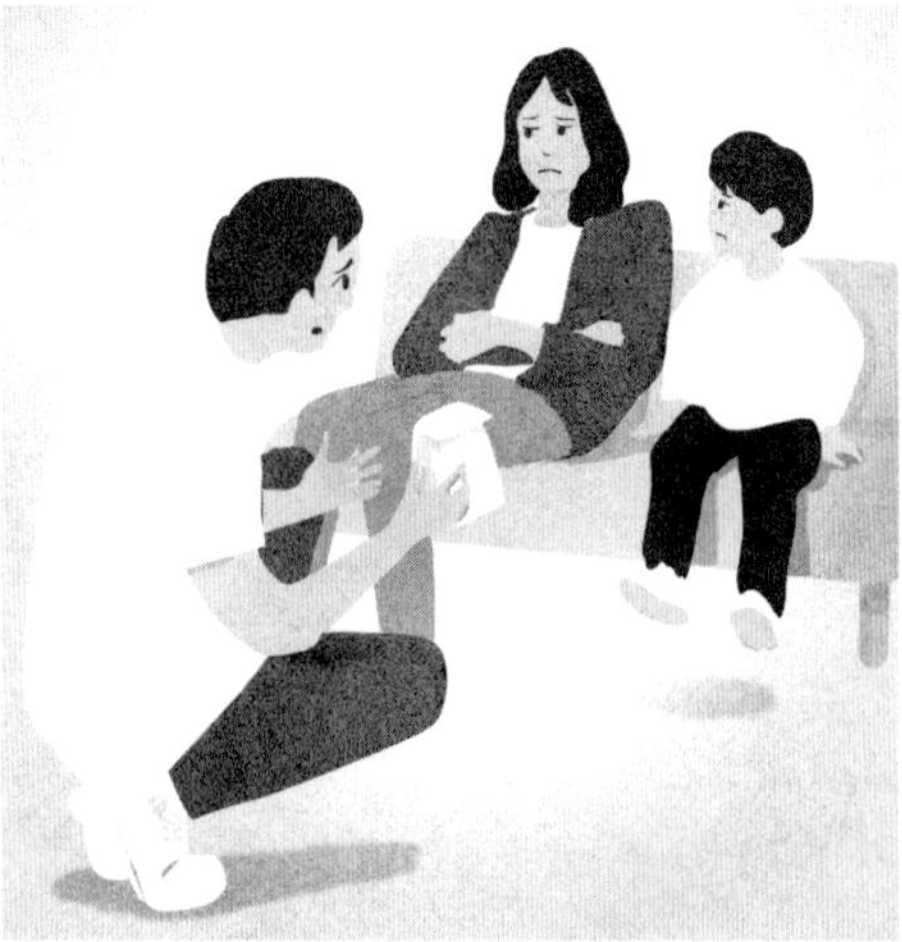

た多くの看護師が駆けつけ、喜んでくれました。

ある日、母と接していた看護師の一人が「昨日夢を見ました。ベッドにすわっておられる夢です」と話しかけてきました。母はその病院では、一度もベッドに腰掛けたことはありませんでした。ただ仕事としてだけ母と接していたら、夢を見たりすることはないだろうと思いました。

アドラーは次のようにいっています。

「人間の不安は個人を共同体に結びつける連帯によってのみ取り除かれうる。自分が他者に属していることを意識している人だけが、不安なしに人生を生きるだろう」(『性格の心理学』)

患者は入院すると病院という共同体に所属します。入院すると、これからどうなるのかと不安に駆られないわけにはいきません。この不安は、医師や看護師らと「連帯」していると感じられた時に取り除かれるのです。

医師の説明が患者や家族に受け入れられるためには、このような連帯感があることが前提になります。

患者と家族への信頼感

ここまで書いて日野原重明医師の話を思い出しました。日野原医師が、医師になって最初に担当した患者は、結核性腹膜炎と診断された十六歳の少女でした（『死をどう生きたか』）。この少女は結核にも罹患していましたが、当時は結核に対する有効な治療法はありませんでした。家族は母親だけで、工場で働く母親は、日曜日にしか見舞いにくることはできませんでした。

ある日曜の朝、容体が急変しました。嘔吐が続き、腸閉塞の症状を示し、血圧が下がり、個室の重症室に移されました。苦しみを止めるにはモルヒネを注射するしかありませんでした。日野原医師は「今日は日曜日だから、お母さんが午後からこられるから頑張りなさいよ」といって励ましました。

モルヒネを注射すると、まもなく苦しみが少し軽くなったようで、大きな眼を見開いてこういいました。

「先生、どうも長いあいだお世話になりました。日曜日にも先生にきていただいてすみません。でも今日は、すっかりくたびれてしまいました」

しばらく間をあけてこう続けました。

「私は、もうこれで死んでいくような気がします。お母さんには会えないと思います」

「先生からお母さんに、よろしく伝えてください」。そういって、彼女は日野原医師に向かって合掌しました。

日野原医師は次のように書いています。

「私は一方では弱くなってゆく脈を気にしながら、死を受容したこの少女の私への感謝と訣別の言葉に対して、どう答えていいかわからず、『安心して死んでゆきなさい』などとはとてもいえず、『あなたの病気はまたよくなるのですよ。死んでゆくなんてことはないから元気を出しなさい』といった」

日野原医師がこういった途端、少女の顔色が急に変わったので、看護師に血圧計とカンフル剤を持ってこさせました。血圧を測ろうとしたものの、血圧はひどく下がり、血管音はもはや聞くことはできませんでした。

「しっかりしなさい。死ぬなんてことはない。もうすぐお母さんが見えるから」

日野原医師は死に逝く少女にこのような言葉をかけながら、自分のいうことが真実ではないことを知っていたでしょう。この少女の死は日野原医師にとって最初の経験でした。

「私は、いまになって思う。なぜ私は、『安心して成仏しなさい』といわなかったのか？『お母さんには、あなたの気持ちを充分に伝えてあげますよ』となぜいえなかったのか？　そして私は脈をみるよりも、どうしてもっと彼女の手を握っていてあげなかったのか？」

患者はお母さんに「よろしく伝えてください」といっているので、この依頼にはただ「わかった」といえばよかったのではないかと私は思います。最善を尽くしたのに不本意な結果に終わった時、何よりも必要なことは患者と家族への信頼感でしょう。

包み隠さず説明するのはなぜ難しいのか

誰でも間違うことはあります。当然、故意ではないので「失敗」ではありますが、医師が何らかの失敗を犯したときに対処の仕方を誤ると、患者との信頼関係を損ね、治療を継続することが困難になることがあります。

明らかに医師の側に過失の責任があれば、過失に至った経緯を包み隠さずに説明し、自分の非を認めて謝罪するしかありません。しかし、そうすることに抵抗を覚え、自分の立場を言い繕ったり、事実を隠そうとしたりする人もいるかもしれません。このような場合、なぜ隠そうとするのか、どう考えればためらわずに事実を説明できるようになるか、考えてみましょう。

何事も失敗した時には、責任を取らなければなりません。それには、具体的にどうすることが責任を取ることなのか、知っている必要があります。

ある看護師が誤って、別の患者に点滴をしようとしました。幸い、点滴薬の入ったバッグに記されていた名前を患者が見て、自分のものではないことに気づいたので大事には至りませんでした。看護師は「あ、間違えました。すみません」といって、すぐに隣のベッドの患者に点滴を行いました。危うく他人の薬を点滴されそうになった患者は「気をつけないといけない」とはいいましたが、怒ったわけではなかったので、看護師はこれで一件落着したと思っていました。

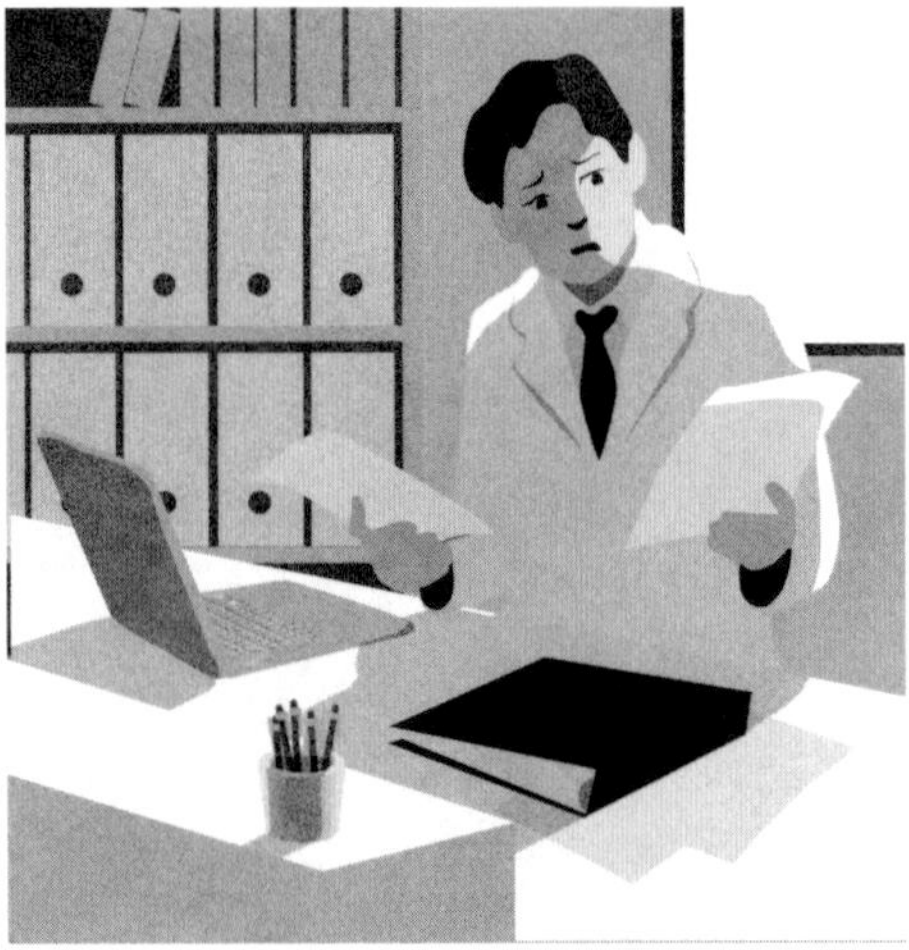

ところが、後からその患者に事の次第を聞かされた妻が激怒し、看護師長に抗議しました。師長は既に帰宅していた看護師を病院に呼び戻し、二人で患者と家族に謝罪をしました。

これは失敗の事例ですが、なぜこのようなことになったのかといえば、失敗の責任を取らなかったからです。正確には、責任をまったく取らなかったわけではありませんが、その責任の取り方が適切ではなかったのです。

「責任を取る」ために必要な三つのこと

責任を取るためには、三つのことをしなければなりません。

第一に、可能な限り原状回復をすることです。「可能な限り」というのは、失敗によっては完全に原状回復ができないこともあるからです。

例えば、ミルクをこぼしてしまったら、もはや飲むことはできません。しかし、こぼしたミルクをそのままにしておいてもいいわけではありません。この時できる「可能な限り」の原状回復は、こぼれたミルクを拭き取ることです。

医療現場では、失敗が致命的な事態につながりうるので、適切で迅速な回復処置が必要です。先の看護師の場合は、すぐにバッグを点滴台から取り外し、本来の患者に点滴を行ったので、失敗を回避することはできました。

この例では、患者に何が起きたかを知られ、上司にも知られることになりました。しかし、失敗を知られたくないために事実を隠そうとするような場合もあります。なぜそんなことをするのかと問われたら、「患者や家族との信頼関係を損ねたくないから」と答えるかもしれません。しかし、事実を隠そうと思ったその時点で、患者との信頼関係は失われてしまっているのです。

なぜ信頼関係が失われてしまったといえるのか。それは、当人が患者を信頼できていないからです。患者を信頼していれば、失敗の事実を包み隠さずに伝えても、最終的には理解してもらえると思えるはずです。にもかかわらず事実を隠すのは、患者には理解してもらえないと考えたからです。

医師の過失のために、患者が本来必要ではなかった苦痛を強いられたり、生命の危険に晒されたりした場合には、冷静でいることは難しいかもしれませんが、信頼関係が失われていなければ、最終的には理解してもらえるでしょう。

「事を荒立てたくない」は自己保身

事実を明らかにすることをためらうのは、事を荒立てたくないからだという人もいます。そのような人は自己保身のことしか考えていないのです。

過失の事実を明らかにすれば、事が荒立たないということはありえません。それでも、良識のある患者は、時を元に戻すことはできないこと、医師をどれほど責めても甲斐がないことを知っているはずです。これからできる最善の治療を受けるしかないのです。大事なことは患者を救うことです。原則として過失はあってはならないことですが、事実として過失があった時には、患者の理解と協力が必要です。そのためには、謝罪は必要です。

謝罪することが、責任を取るためにしなければならない二番目のことです。

医師に非があった時はもとより、患者側に問題があった時にも、謝罪が必要なことがあります。

昔、タクシーに乗って降りる時に、車内に鞄を置き忘れたことがありました。あまりに疲れていて、私はそのことに気づきませんでした。翌朝タクシー会社から電話がかかってきました。忘れたのは私の責任ですが、会社が「忘れ物がないようにするのが、私たちの仕事だ」と謝罪したことに私は驚きました。

「間違ったことはしていない」というような開き直りは、患者には通用しません。たとえ患者に非があっても、あるいは非があるから謝罪しないという態度は好ましくありません。

先に見た看護師はたしかに患者に謝罪していますが、ただ謝ればいいというわけではありません。起きたことがどれほど重大なことだったかを、看護師は理解できていなかったのです。

過失があった時に患者や家族が納得できないのは、事実を隠そうとしたとか、医師の側に非があったのに謝罪しなかったからというだけでなく、自分の生命が軽視されたと思うからです。

第三に、今後同じ失敗をしないためにどうするかを検討することもまた、責任を取ることです。これは患者や家族には直接関係しないので、先の看護師の例でいえば、同じ失敗をしないためにどうするか、師長が看護師に問う必要があります。もしもその看護師がわからないのであれば、師長が教えなければなりません。

このケースであれば、患者の名前をフルネームで確認することを怠ったことがミスを誘発しました。私が昔、心筋梗塞で入院していた時には、私の担当看護師はどんな処置をする時にも必ずフルネームを問いました。個室で他に患者はいないのだから間違えようがないのにと思いましたが、例外を作ると間違いが起こりうることをその看護師は知っていたのでしょう。

先の看護師は、名前を確認することを学校で学んだはずですが、それを怠ったのであれば、指導者の責任でもあります。本項の主たる話ではありませんが、指導者が厳しく叱責をすると、部下は失敗を隠そうとするようになるかもしれません。

勇気のある人だけが責任を取れるのです。

大病院への紹介時に「気休め」の言葉は禁物

飛行機に乗っていると、機長のアナウンスが流れます。乱気流のために機体が大きく揺れることが予想されますが、飛行には影響がないのでご安心ください——。小心な私は身構え、揺れに備えます。今すぐ揺れるわけでもないのに。

もう長くかかりつけ医の診察を受けてきた患者が、ある日、一度大きな病院で検査を受けるようにとか、治療を受けるようにと医師からいわれると、揺れを予告する機長のアナウンスを聞く時のような不安を覚えます。

何の問題もなければ医療機関を受診しないでしょうが、まずまず安定していると思っていたところで突然、「大病院で検査を受けるように」といわれた時に感じる揺れは、機長のアナウンスを聞いた時よりもはるかに大きなものでしょう。揺れるのは機体ではなく、自分の身体であり心だからです。

医師の立場からすると、定期的に診察して投薬治療を行ってきた患者の病状が悪化したり、専門的な検査を行う必要に迫られたりしたために、患者を専門医療機関に紹介するのはさほど特別な場面ではないでしょう。医師にとってこれらは当然の行動であり、患者に必要なことだと判断して勧めているはずです。しかし、これを当然のことなどとは受け止められない患者もいます。このため、紹介時には慎重に言葉を選ぶ必要があります。

患者に必要なのは気休めではなく「真実」

一度大きな病院で検査を受けるようにといわれた時、ことのほか悲観的な人でなくても、大抵の患者はよいこととは考えず、むしろ悪いことばかり考えるでしょう。かかりつけ医の手に負えないほど、病気が悪化したのだろうかと不安になる患者は多いはずです。医師から見放されたと思う人もいるでしょう。乱気流のために機体が揺れた際に、それが飛行の安全には影響しないものだとしても、ジェットコースターに乗った時のようにワクワクするとは思えないのです。

そこで、別の病院で検査を受けたり、場合によっては特別な治療を受けたりすることがなぜ必要なのか、患者が納得できるようにきちんと説明しなければなりません。

患者が求めるのは真実です。気休めの言葉をかけると、患者との信頼関係を損なう恐れがあります。「乱気流に巻き込まれても機体は揺れたりしない」といわれても、誰も信じないでしょうし、実際のところ、どれくらい揺れるかはわからないはずです。

そもそも何も問題がなければ、大病院でないとできない検査や治療の必要はないのですから、気休めではなく真実を伝える必要があります。検査をしてみないとわからないのであれば、そういわなければなりません。

先に、大抵の人は悪いことばかり考えるといいましたが、誰もが不安になるわけではありません。かつて私が医院で働いていた時に、体調不良が続き、院長に診てもらっていたことがありました。しかし、一向に治療が功を奏しなかったので、「大きな病院で精密検査を受けるように」といわれました。

そういわれた時、重い病気にかかっているのではないかと不安になりましたが、それよりも原因を特定し、必要な治療を受けたいという思いが勝ちました。このような患者にとっては、専門医に紹介されることはありがたいことです。この時は、検査で何の異常も見つかりませんでした。もちろん、それはありがたいことでした。検査を受けなければ、ずっと不安を抱えて生きることになっていたでしょうから。

不安な患者に対しても、検査や治療が必要であることをきちんと説明すれば、時間はかかっても納得してもらえるはずです。

患者は「変化」自体を恐れる

患者が不安になるのは、自分の病気が重いのではないかと思うからだけではありません。そもそも変化することを恐れるのです。病気になることは、患者にとっては非日常的な経験です。症状が安定し毎回同じ医師に診察を受けることで、ようやく通院が日常的な経験になってきたのに、その環境が変わってしまうだけでも不安になりえます。

私は、主治医の転勤が決まり、その医師が新しく勤務する病院に移ったことがあります。通院の経路が変わり、病院のシステムも変わったため、主治医は同じなのに最初のうちは不安だったものです。まして、医師まで変わると、新しい環境に慣れるまでは受診のたびに不安になるかもしれません。

患者が主治医を選ぶことは事実上できません。今の時代であればインターネットで医師の評判を調べ、この医師なら大丈夫と思って受診することもできるでしょうが、実際受診したら横柄な医師で閉口したということもあるようです。

医師との出会いは半ば偶然であったとしても、長年同じ医師の診察を受けているのであれば、患者が医師を受け入れているということです。長く診てもらっている間に気心も知れ、何でも相談できるようになった矢先に、大病院での検査、治療が必要と

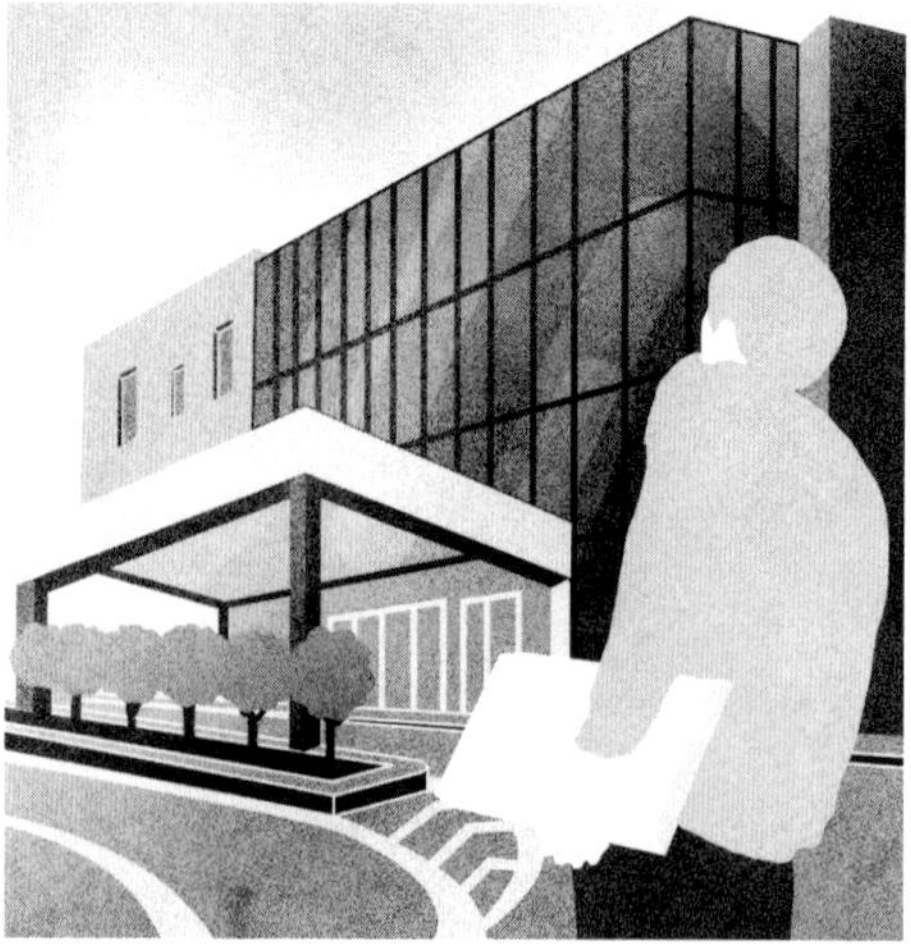

いわれると、動揺しないわけにいきません。

そのような人は他の医師に診てもらうことに抵抗を覚えるでしょうが、重要なのは患者がよくなることであり、医師としては患者によくなってほしいので専門医に紹介するのであると丁寧に説明すれば、患者が見放されたと思うことはないでしょう。

そうであれば、信頼できる専門医を紹介することが必要です。可能であれば、主治医から見てどんな医師かを伝えると患者は安心できます。

バイオリニストで音楽教育家の鈴木鎮一は、自分の生徒が実力をつけると、その生徒に最善の師を選んでいました（『愛に生きる』）。その生徒にとって誰が最善の師であるかがわかるためには、その生徒のことをよく知っていなければなりません。

教育と医療は同じではありませんが、医師も患者のことを長く診てきたからこそ、患者にとって最善の医師を選べるはずです。この場面では、信頼できる有能な医師を紹介することが自分の仕事であると考える必要があります。

完治しない病気の治療をどう患者に説得するか

病気になれば、治療を受け元の健康な状態に戻りたいと思うでしょう。完治するという希望があればこそ、たとえ苦痛を伴っても治療を受けようという気になるものです。しかし実際には、完治しない病気はあります。治療は必要であるものの、治療しても完治することはなく今よりよくはならないことを、患者にどう伝えればいいか考えてみましょう。

例えば、次のような場合です。緑内障で受診した四十代の患者が、急激に視力が低下しており、このままでは失明の危険性があるので、医師は速やかに手術をしたいと考えました。手術は難しいものではありませんが、問題は、手術は症状の進行を抑えるためのものでしかなく、手術をしても視力が今よりも回復することはないということでした。

手術を受けるかどうかは患者が自分で決めることなので、医師は手術の必要があるということ、手術を受けても改善はしないという事実だけを告げ、手術するかどうかは患者に任せることはできます。

しかし、完治しなくても手術を行う必要があるのなら、患者が手術を受けないといったからといって、「それなら手術をしなくてもいい」と簡単に引き下がることはできないのではないでしょうか。少なくとも、手術が必要であるということをきちんと伝えた上で、患者が納得して受けるか受けないかを決断できるように援助しなければなりません。

その選択が導く「論理的結末」を考える

まず、伝える上での手続き的なことについていえば、「手術を受けなければ失明するだろう」と患者を脅すような言葉を使うことは避けなければなりません。そのような言葉は医師と患者との信頼関係を損ないます。そうなると、医師にいわれるまでもなく失明するかもしれないという危機感があっても、患者は手術を拒むかもしれません。

アドラー心理学では「論理的結末」という言葉を使います。直面する課題を解決するために有効な選択肢にはどのようなものがあるかを、クライエントと共に考えるのです。医療の場面でも同じです。専門家だからといって、医師が患者に相談せずに一方的に治療法を決めることはできないのです。

今、例示しているケースでは、解決しなければならない課題は緑内障です。選択肢は、手術をする、あるいは手術をしないことですが、それぞれの選択肢のメリットとデメリットを説明し、それを選ぶとどんな結末になるかを考えます。

手術を受けないで何もしなければ失明の危険性がある、手術を受ければ症状の進行を抑えることができる、ただし今よりよくはならないというふうに、どの選択肢についても何が起こるかということを包み隠さず伝えなければなりません。

注意しなければならないのは、感情的な言い方をしてはいけないということです。「何もしなければどうなると思うか」というような言い方をすれば、教師が成績のよくない生徒にする説教のように聞こえます。

医師と患者が共同で治療方針を考えた上で、患者が医学的にはデメリットのある選択をしたとしても、原則的には医師は反対できません。その後は、医師と患者という役割の違いを超えて、医師はいわば友人として患者の力にならなければなりません。アドラー心理学においてはそう考えています。ただ仕事として患者に接するのではなく、患者の運命に関心があることを伝えたいのです。

症状の「想像」は容易でなく、「実感」はさらに難しい

次に、完治を望めない治療方針を伝えるのが難しいのは、先のことを「実感」することが容易ではないからです。

先に、メリット、デメリットという言い方をしましたが、説明されても必ずしも今すぐにはわからないことがあります。治療のメリットもデメリットも、今ある症状がどうなるかは先になって初めてわかることなので、今想像し理解することは容易ではありません。まして、自覚症状がない病気であれば、雲を掴むような話になってしまいます。

ある時、片方の目が赤く充血したので、近所の眼科を受診したことがありました。

炎症自体には点眼薬を処方してもらいましたが、この時、初期の緑内障であると指摘されました。自覚症状がまったくなかったので、放置すると視野が狭くなり、失明の危険性があるというような説明を聞いた時、それがどういうことなのかは言葉では理解できても、実感することはできませんでした。私は原稿を書くために一日中パソコンのディスプレーを眺めているのですが、そのためか視力が低下していると感じたことはこれまでただの一度もなかったからです。

同じ緑内障でも、先にあげた患者とは違って、私は失明の危険性があるからと医師からすぐに手術を受けることを勧められたわけではなく、毎日点眼するようにといわれました。心筋梗塞で入院して以来、私は抗凝固薬を毎日服用していますが、これを飲むのを怠ると生命に関わると思うので、飲み忘れることはありません。一方、急激に視力が低下するというような自覚症状はないので、緑内障を悪化させないために毎日点眼をするということは、容易なことではありません。

夏の暑さも、冬の寒さも、その最中には実感できますが、夏に冬の寒さを、冬に夏の暑さを実感することはできません。病気についていえば、放置してはいけない、手術であれ服薬であれ適切な対処が必要だといわれても、現に今自覚症状がなければ、手術や服薬などの必要性を理解できないのです。

また、夏の暑さや冬の寒さであれば、初めて経験することではないので、実感できなくても想像することだけならできますが、視野が狭くなるとか失明の危険があると医師から説明されても、一度も経験したことがなければ、想像することすら容易ではありません。目を瞑れば視力を失うことが生活に支障をきたすことはわかりますが、四六時中目を瞑るわけではありませんから、実感することはさらに困難です。

症状があることは「不幸」ではない

それでは、どうすればこのような患者に治療の必要性を説得できるでしょうか。しかも、治療しても不可逆的で、進行をある程度抑えることはできても完治はしない、それでも治療は必要だということを、どうすれば説得できるでしょうか。

説得の鍵は、症状に囚われないことです。

緑内障という言葉を聞いた時に思い出したことがあります。私の先生の一人は、晩年、緑内障を患いほとんど視力を失ってからも研究を続けていました。大学院生だった私は、先生の著書の校正を手伝ったことがありました。著者でないとわからない誤植があるからと、学生に校正紙を読み上げさせ、間違いがあったり書き加える箇所があったりすれば、それを指示していました。参照する本があれば、書棚の何段目の左から何冊目というふうに本の場所を指示する先生を見ていると、視力を失うというのは不便なこともありますが、人はどんな状況においても自由に生きられることを学びました。

私の祖母が緑内障を患っていたことも思い出しました。一人暮らしだった祖母は私と妻が訪ねるといつも喜んでくれ、湯のみを探し出してきて畳の上を這ってお茶を出してくれました。祖母は、視力を失っても、身の不遇を託つことは決してありませんでした。

症状がなくなるに越したことはありませ

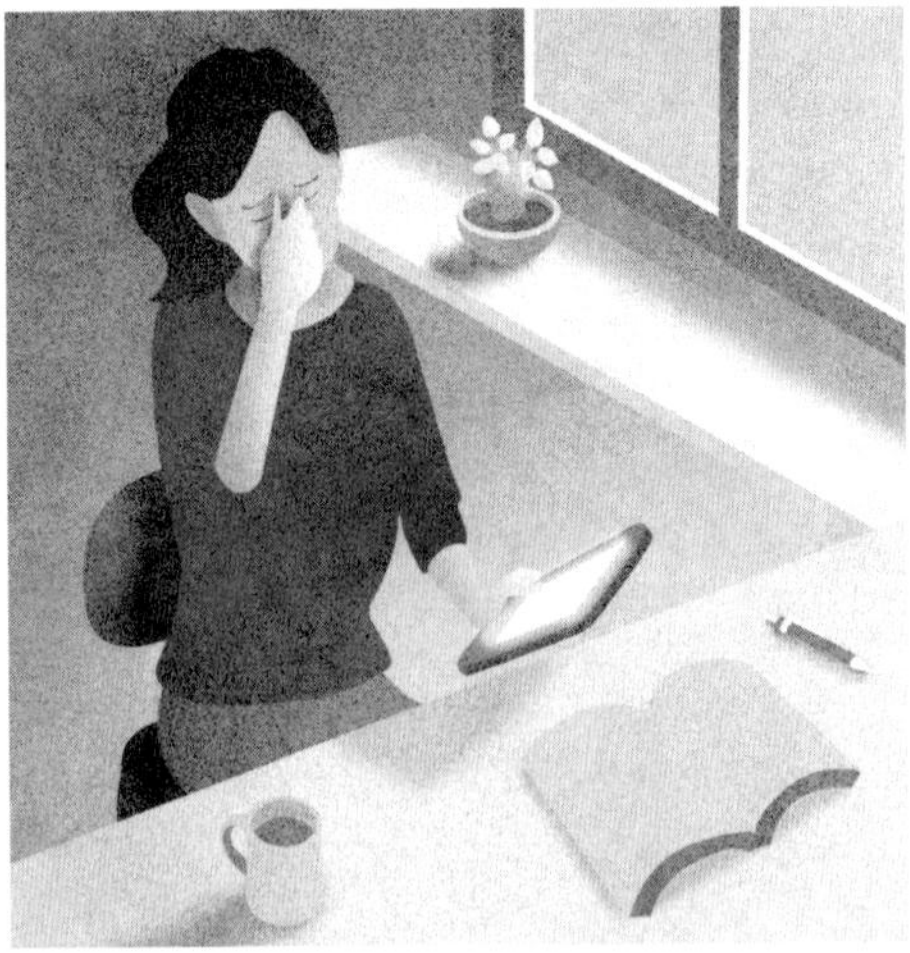

ん。しかし、たとえそうならなくても、不幸になるわけではないことを医師は知っていなければならないと思います。

大切なことは、症状が残り、寛解の状態であっても、幸福に生きることはできるということです。私は心筋梗塞で入院した時、この寛解という言葉を初めて知りました。治癒ではなく寛解の状態で退院した私は、今も心電図を撮ると波形は異常で、心筋の壊死もそのままです。爆弾を抱えて生きているというのはいささか言い過ぎかもしれませんが、これが今の私に与えられた現実なのであり、この現実を受け入れた上で生きていくしかないのです。

私の主治医は、動脈が硬化し狭窄することが老化であるという説明をしました。

「薬ができて動脈硬化を止めたり改善したりすることができれば、私がしている治療が必要ではなくなり、平均寿命も百歳にも百二十歳にもなるかもしれません」

そのように語る医師の言葉を聞いて、心筋梗塞に限らず、老化が不可逆的であるということの意味を理解できたように思いました。人は生きている限り絶えず変化し続けます。病気も変化であり、それが不可逆的であっても、それを現実として受け止めることが生きることなのです。

「病気になって初めて健康のありがたさがわかる」という言い方がされることがあり

ますが、これは健康を取り戻せることが前提です。そうであれば、回復しない病気になれば絶望するしかないことになります。

私は、北條民雄が登場人物の一人に語らせている「生命そのものの絶対のありがたさ」という言葉を思い出します（「眼帯記」『いのちの初夜』）。これはハンセン病を患った北條自身の考えでしょう。

病気が人を不幸にするわけではありません。たとえ完治することがなくても、生きていることが幸福であることを医師が知っていれば、症状の除去、完治だけが大切だと思っている患者にも治療を受けることを説得できるでしょう。

病気でできなくなることを嘆く患者と何を話すか

患者の立場からいえば、医師が病気について知識があるのは当然のことなので、もしも医師を選ぶことができるのであれば、それだけを基準に選ぶことはないでしょう。病気や怪我で受診し、一度で事がすむのであれば医師に多くは期待しませんが、医師の診察を長く受けることになれば、信頼できる医師の診察を受けたいと患者が思うのは当然のことです。

医師がどれほど「いい」人であっても、知識も技術もない医師では信頼できません。本書の「はじめに」で、医師も患者も語らなさすぎるのであり、医師と患者の間に対話が成立して「一線」を超えられたら、医師と患者は信頼し合えると池田晶子がいっていることに言及しました。では、どんなことについての対話がなされたら、信頼し合える関係になるのか。

患者が知りたいのは、一般的では「ない」話

まず、一般的では「ない」話です。突然、病院に搬送されたのでなければ、患者は病気について一般的なことをある程度は知っています。他ならぬ「この私」が今後どうなるかということを知りたいのです。

石田衣良の『美丘』という小説は、クロイツフェルト・ヤコブ病に罹患した大学生の美丘が主人公です。医師は脳の断層写真を見せながら、病気の説明をします。

「病気のことはわかりました。それで、わたしはあとどれくらいわたしらしく生きられるんですか」

医師は、この問いに対して、発症後の生存期間は三カ月から二年くらいと幅がある、後期には動作不全や歩行困難などの運動失調と記憶や言語の障害などが現れると答えました。しかし、この答えは美丘の期待していたものではありませんでした。後で「た

だの復習だったね。全部わかってることばかり」と医師の説明について語っています。

いつまで「わたしらしく生きられるか」というような問いに答えられるかどうかは別にして、患者が求めているのはこうした一般的な答えではありません。一般的な答えは、患者にはあまり意味がないことを医師は知っていなければなりません。

次に、自分の病気について患者が感じている不条理についての対話がなされなければなりません。美丘はこんなことを思います。

「昨日まで普通にできたことが、今日はできなくなる。こんな毎日は地獄だよ」

「たくさんの思い出や、わたしがよくつかう言葉や、生活習慣だとか。そういうものがどんどん失われちゃったら、わたしはほ

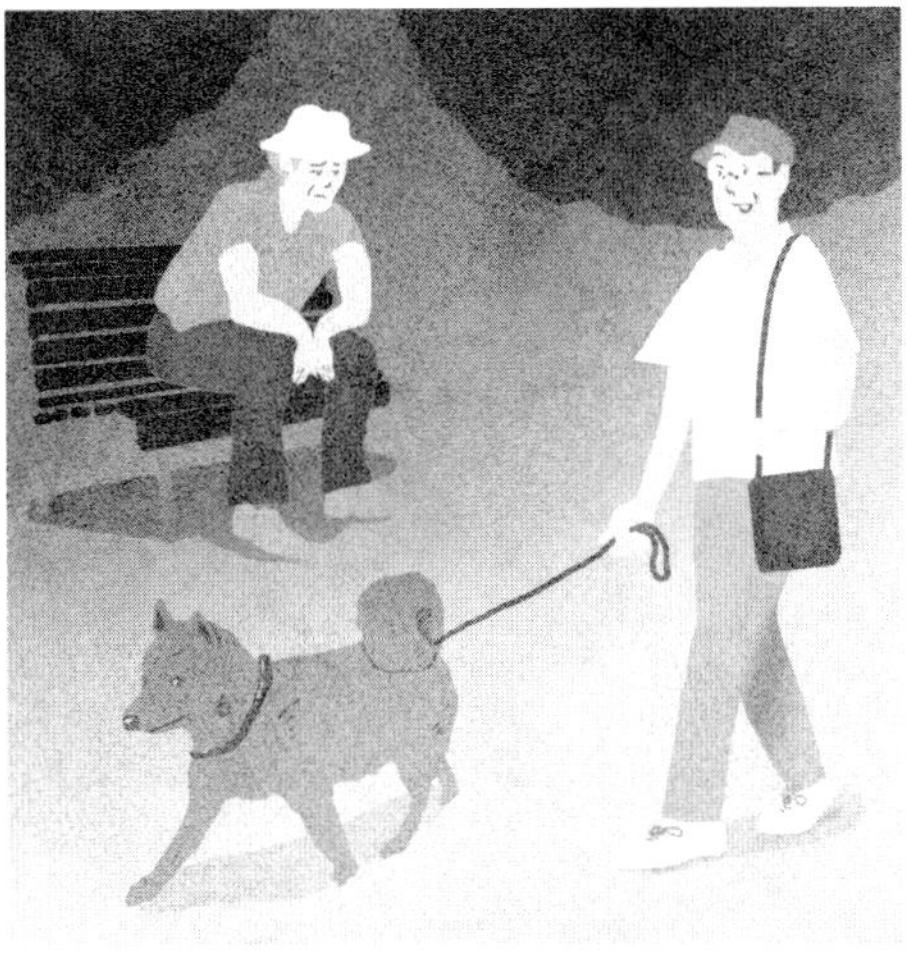

んとうにわたしのままなのかな」

病気になる前は何の苦もなくできたことができなくなり、この先もっとできないことが増える。さらには、身体的な能力ばかりか、記憶や知性まで失われるかもしれないと思うと、自分が自分ではいられなくなり、生きることはただ苦しみでしかないと絶望するでしょう。

患者の抱える「不条理」についていかに対話するか

このような難病でなくても、患者にとっては、自分が病気になったことがそもそも不条理なことに思えます。

生涯一度も病気にならない人はいませんが、自分だけは病気にならないと思っている人は多いでしょう。感染症がどれほど蔓延している時であっても、自分だけは大丈夫だと思っている人がいるものです。

それでも、決して病気にならないと思っているわけではないのは、摂生したり、運動したり、マスクをしたり、手を消毒したりすることからわかりますが、それでも病気になると、「どうして他の人ではなく自分だけがこんな目にあわなければならないのか」と思います。たとえ病気になったことが青天の霹靂ではなく、前々から兆候があったのに受診をためらっていた人であっても、我が身の不運を嘆きます。

患者が自分の感じている「不条理」について医師と対話をすることは、治療のことだけを考えれば「一線」を超えることかもしれませんが、医師と患者の間に信頼関係を築くためには必要なことです。

このような対話が成立するためには、次のような条件が必要です。

まず、これは医療の場面に限るわけではありませんが、話を遮らず最後まで聞いてもらえること。そして、自分が話したことが決して批判されることはないと確信できなければなりません。

第三章でも触れた例ですが、心臓移植してまで難病と闘っていた女性が、もうこれ以上苦しみたくないと延命治療を拒否し、人工透析も拒否しました。そのため、元気だった頃の面影もないほど顔が浮腫みました。

そんな彼女に父親が、「はっきりいって死んだら何もかもおしまいだ」といって翻意を試みました。対話が成立するためには、一線を超えなければならないと書きましたが、対話の中で相手の価値観に踏み込むことには、後で問題にしますが手続きを踏まない限り、親子であっても超えてはいけない一線があります。医師と患者の間でも同じです。

次に、対話というのは、一方的に話を聞くということではありません。対話の原義はギリシア語の「ディアロゴス」、つまり、「ロゴス（言葉）を交わす」です。相手の話を傾聴することは対話の基本中の基本ですが、ただ相手の話を聞くだけでも、相手の話に一切耳を傾けないで一方的に話をするのも、対話とはいえません。

第三に、医師と患者との対話は治療に役立つものでなければなりません。治療といっても、病気によっては完治を望めないことがあります。その場合、対話は患者が絶望することなく、希望を持てることに資するものでなければなりません。

そのためには、まず手続き的なことについていえば、医師の考えを述べてもいいかという断りを入れなければなりません。その上で、自分の考えを受け入れるかは患者に委ねなければなりません。

内容的には、患者の訴える不条理は往々にして、過去に焦点を当てた原因論的なものになるので、それを軌道修正する必要があります。長年の不摂生がたたり病気になったと思い当たるところがあっても、それを否定する人もいるでしょう。不摂生な生活をしてきたことを認めたとしても、「それでもこんなに若いのに病気になったのか」と思う人も、やはり過去に目が向いています。

不摂生な生活が実際のところ病気の原因であるとしても、過去に戻ることはできないのは明らかなので、医師が「なぜもっと早く受診しなかったのか」と責めても、甲斐はありません。これから何ができるかを考えていくことだけに意味があります。

また、病気のためにあれもこれもできなくなったという患者には、そのことが自分の価値、先の美丘の言葉を使うならば「わたしらしさ」をいささかも損なわないということを話さなければなりません。

「今ここ」で生きる勇気を持つために

誰もが病気になれば健康になりたいと思い、そのために治療を受け、薬を飲みリハビリテーションに励みます。アドラーは、人間の生活の全体は「下から上へ、マイナスからプラスへ、敗北から勝利へと進行する」といい、これを「優越性の追求」といっています(『人生の意味の心理学』)。

病気である人は健康と回復を願いますが、病気であることは「下」でも「マイナス」でも、まして「敗北」などではありません。病者は病魔に侵されたり、ウイルスに感染したりして敗北したわけではありません。また、治癒したからといって、病気と闘って勝利したわけでもありません。

回復して「プラス」になることが望めないのであれば、生きる価値がないのかといえばそうではありません。病気や障害のために生きる価値がなくなると考えるのは間違いです。

統合失調症の少女の診察に両親が呼ばれ、心配している両親に対して医師の一人が「娘さんは回復の見込みはありません」といいました。その場に居合わせたアドラーが、医師たちに語った言葉を前章でも紹介しました。

アドラーは、その場にいた医師たちにいいました。

「いいかい、聞きたまえ。どうしてわれわれはそんなことがいえるだろう。これから何が起こるか、どうしたら知ることができるだろう」（*Alfred Adler: As We Remember Him*）

アドラーは、これから起こることとして回復することを念頭に置いているのでしょうが、医師が「生きることに価値がある」と伝えればそのことが、病気に罹患したことを不条理とは思わず、回復を待たなくても、あるいは回復とは関係なく、患者が「今ここ」で「生きる勇気」（Der Mut zum Leben）を持つことの力になるでしょう。

コラム

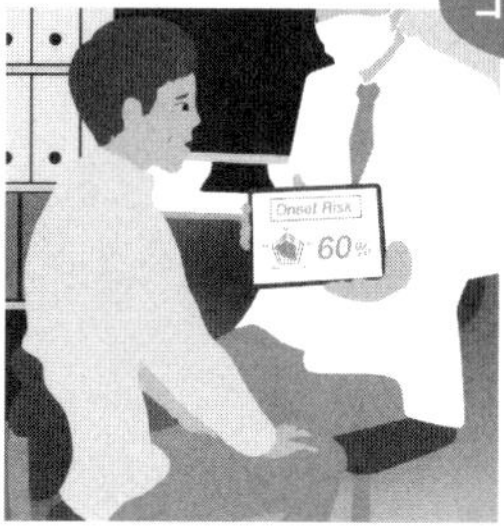

近未来の医療で求められること

AIが導き出した結果の伝え方

医療分野で人工知能（ＡＩ）の活用が加速しています。検査画像から癌などの疾患を見つけるＡＩが使用され始め、さらには疾患の発症リスク予測においてもＡＩの開発が進んでいます。ただＡＩといっても、その判断や予測はそもそも、正確無比のものではありません。もっとも、現時点ではまだまだ精度には限界がありますが、将来的にはどうなるかわかりません。

ＡＩを活用することでより正確な診断ができることや、これまでは症状が出なければわからなかった疾患が、ＡＩのリスク予測によって早期に、それどころか発症前にわかるようになることは一見望ましいことですが、ＡＩによる診断支援やリスク予測においては考えなければならないことが多々あります。ＡＩによる予測にもとづく治療選択を患者にどのように説明するのか、その際に起こりうる問題について考えてみます。

「合理的な権威」と「非合理的な権威」

先に見たように、ＡＩによる診断支援や予測は正確無比なものではありませんが、患者の中にはそれを神託のように受け止める人がいるかもしれません。一種の「権威」として見るのです。

エーリッヒ・フロムは、権威は一般に信じられているように、独裁的で非合理な権威を持つか、権威をまったく持たないという二者択一ではなく、真の問題はどんな権威を持つかであり、権威には「合理的な権威」と「非合理的な権威」があるといっています（*Man for Himself*）。

このうち「合理的な権威」は、能力に由来します。ある人の権威が尊敬されるのは、その人が他者から委ねられた仕事を巧みに処理できるからであり、脅したり、魔術的な力で賞賛させたりする必要はありません。

フロムは合理的権威について、学生と教師との関係を例に説明しています。教師が学生に対して持っている権威が合理的であるのは、その権威が「理性」の名において行使されるからです。理性は普遍的であるが故に、それに従うことは、決して服従することにはなりません。

学生は教師から誤りを指摘されたとしても納得できるでしょうし、反対に教師が学生から誤りを指摘されても、教師はそれを受け入れるでしょう。

「合理的な権威は、それに従う人が絶えずそれを吟味し批判することを許すだけでなく、それを要求さえする」（前掲書）

自分の能力に自信がない人は、「非合理的な権威」を必要とします。この権威の源泉は「人を支配する力」です。合理的な権威を持った教師とは違って、学生に批判することを許しません。

合理的な権威と非合理的な権威との決定的な違いは、対人関係の構えにあります。フロムは次のようにいっています。

「合理的な権威は、権威を持つ者とそれに従う人が対等であることを基礎としており、それはただ特定の分野における知識、あるいは技能の程度に関してだけ違う。非合理的な権威は、本質的に不平等を基礎としている」（前掲書）

医師が「非合理的な権威」を持ってしまう時

同じことは、医師と患者との間でも起こりえます。医師と患者との違いは、病気についての専門家としての知識の有無にあります。しかし、医師の診断に患者が疑問を持った時、それに答えようとしないような医師がいれば、その医師の持つ権威は非合理なものといわざるをえません。

医師が合理的な権威を持っている場合でも、患者の側が「理性」で判断せずに、「医師がいっているから」と医師の診断をただ受け入れる人がいれば、それは「服従」でしかありません。その時、医師は、患者にとって非合理な権威を持った存在になります。

このように見ると、専門的知識を有し合理的権威を持った医師であっても、患者の見方によっては非合理的権威を持つこともありえます。

さて、ＡＩは合理的な権威か、それとも非合理な権威のどちらであるかが問題です。ＡＩは教師のように知識があるという意味では、フロムのいう「合理的権威」だといえます。しかし、ＡＩが導き出した結果や予測を医師が絶対視すれば、

ＡＩと医師との関係は対等ではなく、ＡＩはその医師にとって非合理な権威になります。もちろん、どのような場合であっても医師はデータにもとづいて治療法を考えるのですが、ＡＩが出してくるデータをどう受け止めるかが問題です。

ＡＩの診断支援や予測を絶対視する医師がいたとすれば、患者の顔を見もしないで、パソコンの画面に映し出されたデータから患者を診察し、診断するのと同じです。患者からすれば、この医師は他ならぬ「私」に向き合っていないと感じます。この場合、医師は目の前の患者ではなく、年齢や生活習慣、各種検査値などの情報からＡＩが「〇〇病になるリスクが高い」と予測した平均的な人、一般的な人を見ているのです。そのような医師を患者は信頼できないでしょう。

医師がＡＩを合理的な権威と見なすのであれば、ＡＩの診断支援や予測を参考にはしても、必ず正しいとまでは考えないことが必要です。ＡＩを絶対視するのは、ちょうど機械翻訳を正しいと疑うことなく、そのままコピー・アンド・ペーストして使うようなものです。外国語を読める人であれば、「機械翻訳があれば語学の勉強は要らなくなる」などと思ったりはしないでしょう。

「必ずしもAIがいう通りにはならない」

医師がAIを絶対視するようなことは現実的にはないと思うのですが、患者はAIを信じるかもしれませんし、医師が知らずしてそうなるよう仕向けてしまう可能性もあります。

患者は普通、何か症状がなければ受診しないでしょう。医師は患者に早く受診してほしいと思うでしょうが、身体感覚は生きるに当たって大切なことです。ところが、今の時代は何もかも数字です。昨夜よく眠れたかどうかは感覚的にわかるはずですが、睡眠アプリを見て熟睡できたかどうか確認する人もいます。たとえ熟睡できなかったと感じていても、データでは熟睡したことになっていれば、データを信じてしまうかもしれません。その反対の場合もあります。

命に関わる病気に罹患しているなどとは思ってもいなかったのに、検査をしたところ「○○病になるリスクが高い」と不意打ちのように告げられたら、AIを過信する人はその予測が確実なものだと思い、その後かえって受診をためらうようになるかもしれません。

そうならないように、医師は「必ずしもＡＩがいう通りにはならない」と患者に伝えなければなりませんが、そうなるとＡＩを利用する意味がなくなるという見方もあるでしょう。

将来病気を引き起こしうる危険因子があることがわかったために、生活の改善が必要になるのが患者にとっていいことなのかも、よく考えなければなりません。病気になりたい人はいないでしょうが、人は健康になって長生きするためにだけ生きているわけではないからです。

「これからどう生きればいいのか」という話ができるような医師であれば、診察時にＡＩを使った時にも、患者にとってフロムがいう「合理的な権威」になれるでしょう。

第五章

患者と共に歩む心構え

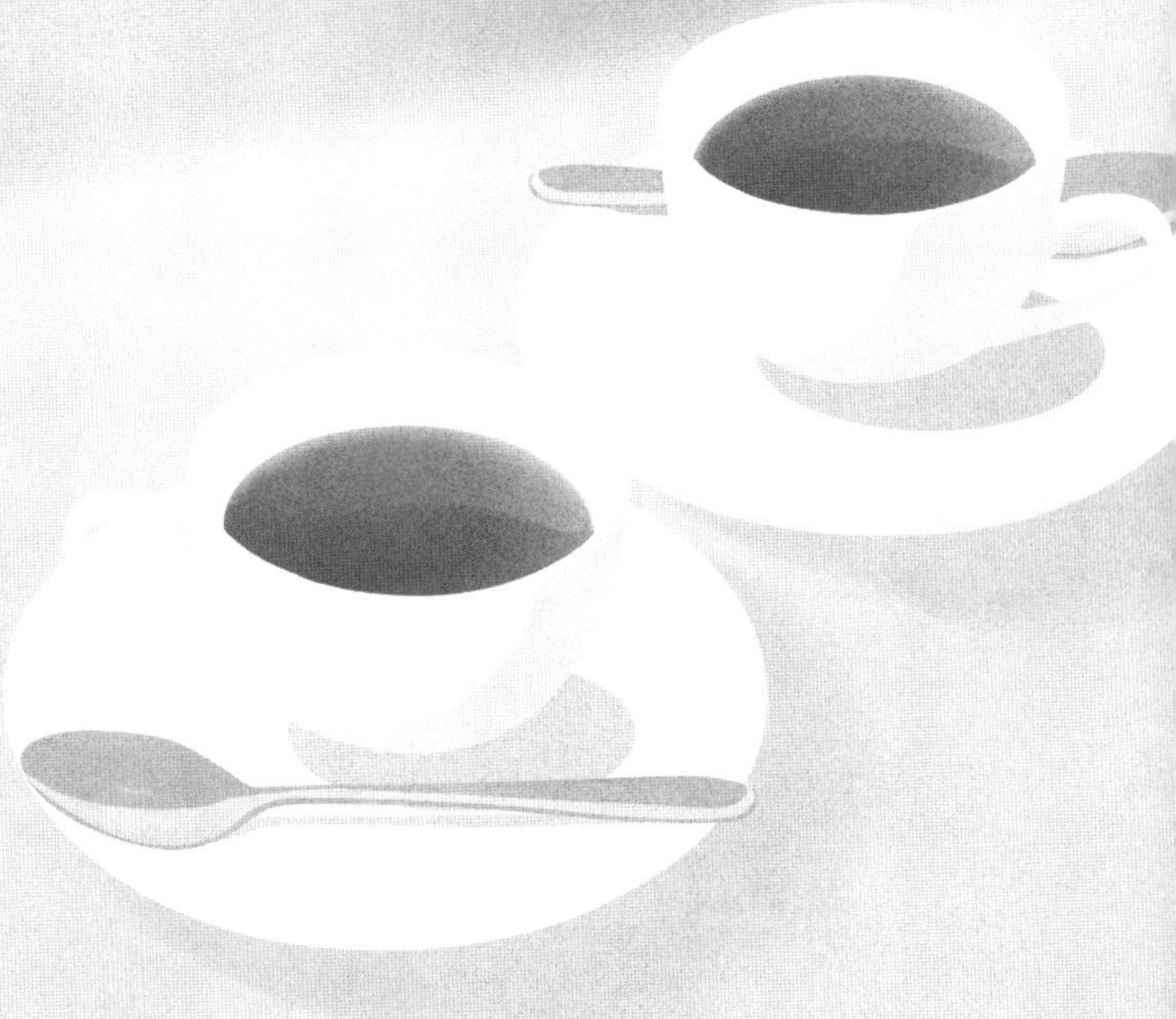

医師は患者をほめてはいけない

これまで、医師と患者というのは立場が違うだけであって、対等の関係であることを指摘してきました。医師は患者の回復を援助するだけで、優位に立つわけではありません。

この医師と患者との対等な関係において、医師は患者が見下されていると感じるような言動をしてはいけない、つまり、医師の指示を守らなかったからといって患者を責めたり、まして頭ごなしに叱りつけたりしてはいけないということは、実践できるかは措いておくとしても、ひと頃よりもずいぶんと理解してもらえるようになってきました。

しかし、「医師と患者は対等である」ということの意味が本当に理解されているかといえば、そうとはいえないように思います。叱ってはいけないという人でも、患者をほめるのはいいのではないかと問う人、さらには、ほめることは必要とまでいう人がいるからです。ほめて伸ばすという考えは、今もまだ常識のように見えます。臨床の場面では、ことに患者が子どもや高齢者であれば、ほめる医師を見ることは多かったのです。

ここで考えてみたいのは、模範的な患者、例えば食事や運動に関する医師の指示をしっかり守り、薬も指示通りに飲み、血圧や血糖値が安定している患者にどう接すればいいかということです。

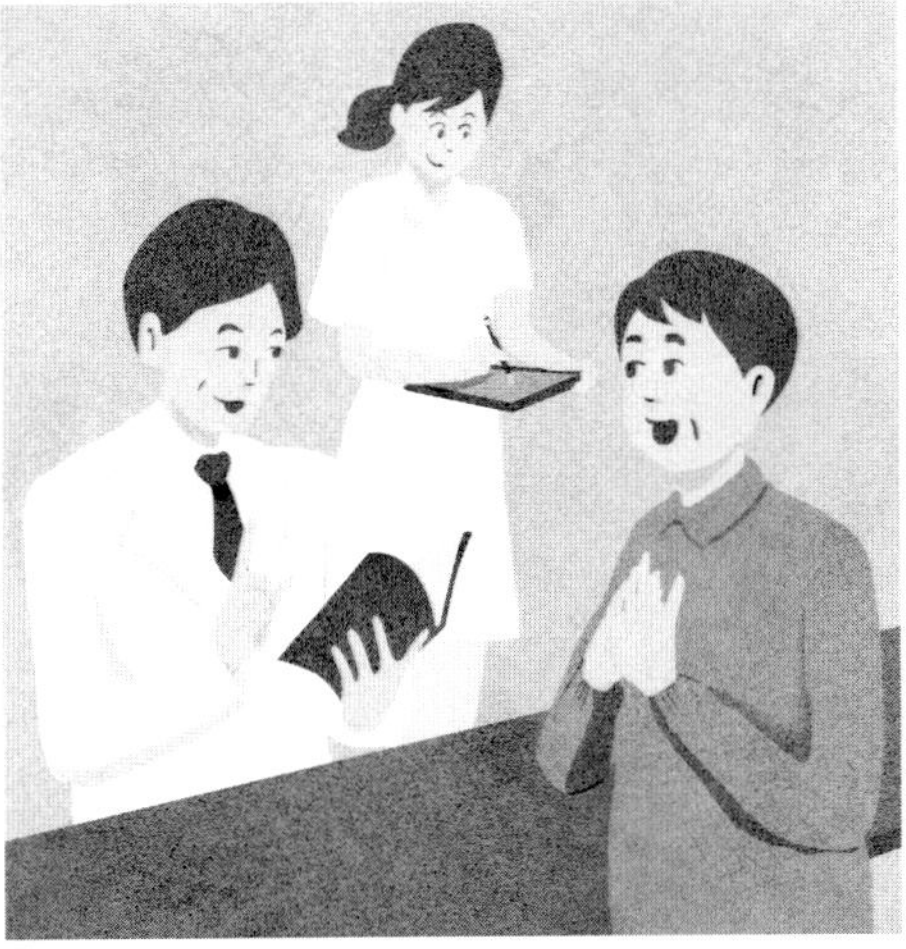

このような患者には、今後も医師の指示を守って回復に努めてほしいという思いから、ほめてもいいのではないかと考える人がいるかもしれません。しかし、結論的なことを先にいうと、対等の関係では患者をほめることはできないはずです。

子どもでも、ほめることは「対等」ではない

ほめてもいいという人が「ほめる」という言葉で理解していることと、私がいう「ほめる」ということの意味にはズレがあるかもしれず、また、ほめてはいけないことを実感としてわかってほしいので、具体的な事例をもとに考えてみます。

今も私は二カ月に一度受診し、検査を受けていますが、毎回必ず採血があります。採血の間、いつも血を搾り取られるような痛みを感じます。私は冠動脈バイパス手術を受けたことがあり、それに比べると採血など取るに足らないはずなのですが、それでも前の晩から採血の場面を思い浮かべて緊張してしまいます。

採血室で子どもを見かけることがあります。大声で泣く子どもが多いのですが、時々、泣かない子どもがいます。このような子どもにどんな言葉をかけるか想像してみてく

ださい。

「偉かったね」でしょうか。そのような言葉をかけるという人にたずねたいのです、大人の患者に対しても同じことをいえるのか、と。自分がこんなふうにいわれたらどう感じるでしょう。

私はいつも採血の時に痛くてたまりませんが、だからといって、当然、泣いたりはしません。しかし、泣かなかったからと「偉かったね、泣かなかったね」といわれたら、ムッとするでしょう。このような、大人にかけられないような言葉を子どもにかけてはいけないのです。いや、相手は子どもだからほめてもいいと思った人は、子どもを対等に見ていないのです。

大人が採血の痛みに耐えられるのなら、子どもが耐えられないはずはありません。子どもは泣くものだと思い込んでいるので、思いがけず泣かなかったらほめたくなるのです。この時の大人と子どもの対人関係の構えは縦であって、そのような大人と子どもとの関係は対等ではありません。

私の父は晩年、認知症を患っていました。ある時、看護師の一人が、父の髭を剃り清拭を終えた後で「偉かったね」と声をかけるのを聞き驚きました。もしも父がかくしゃくとしていれば、決してそんな言葉は発しなかったでしょう。そんな言葉をかけたのは、父が認知症だったからに違いありません。今し方のことも忘れてしまう父でしたが、家族にとっては若い時と少しも変わらない親です。自分の親に対してこのような言葉をかける医療者がいたら、不愉快に思わない人はいないのではないでしょうか。もちろん、自分が病床にある時にも、「偉かったね」などといわれたくはないでしょう。

ほめずに、どんな言葉をかけるか

叱らないということについて比較的受け入れられる人が多い背景には、たとえ感情的になってしまう時はあっても、とにかく、叱らないよう努めればいいだけという実践のしやすさもあります。しかし、ほめないことについては、黙っていないで何か言葉をかけなければならないと思うと、何といっていいかわからなくなります。

医師の指示通り服薬をするなど症状の改善に励み、その結果、症状が少しでも改善すれば、それだけで患者は自分の努力が報われたと思います。それゆえ本来的には医師は何もいう必要はありません。

しかし、何も声をかけられないわけではありません。基本的なこととしては、先に見たように、上から目線の言葉は駄目です。もしもこの言葉をかけられたら、自分だったらどう感じるかと考え、慎重に言葉を選ばなければなりません。どんな言葉をかけられるか考えてみましょう。

まず、患者が症状の改善に努力したことに注目して声をかけることはできます。「頑張りましたね」というような言葉です。これは、結果ではなく、結果に至る過程に注目する言葉です。

なぜ、結果に注目してはいないかといえば、懸命の努力をしても、症状が改善しないことがあるからです。そう考えると、状況によっては「頑張りましたね」でも、結果に注目する言葉に聞こえるかもしれません。

ちなみに、「頑張ってください」はプレッシャーに感じるかもしれません。「頑張った」は達成できたことに注目する言葉ですが、「頑張れ」は達成できていないことに注目する言葉だからです。私は「頑張りましょう」といわれたら、嬉しいです。医師に伴走してもらっていると感じられるからです。

しかし、原則的なことはいえますが、患者が皆同じように受け止めるかはわからないので、可能なら「今の言い方はどうだったか」とたずねてもいいでしょう。

「偉かったね」ではなく「ありがとう」

次に、患者の貢献に注目することができます。先に引いた、採血時に泣かなかった子どもには「偉かったね」ではなく、「助かった」「ありがとう」といえます。泣いたり暴れたりしないで採血に協力してくれたことに言葉をかけるのです。

大人の患者にはこのような言葉はかけないでしょうが、患者が医師の治療に協力しているからこそ、症状が改善したことを忘れてはいけません。症状が改善したことを知ることは、医師として嬉しいことであるはずです。

気をつけなければならないのは、いうまでもないことでしょうが、患者が医師の指示に従ったことが嬉しいのではないということです。患者の症状がよくなったことを自分の手柄にしてはいけません。

つまり、症状がよくなった時、「先生のおかげです」といわれることを期待してはいけないのです。精神科でカウンセリングをしていた時の経験からいうと、自分の力で苦境を切り抜けたと思ってほしいと私はいつも考えていました。カウンセリングを受けたことすら忘れてほしいのです。

患者に認められたいという思いが強い人はカウンセラーに向いていません。医師も同じではないでしょうか。

セカンドオピニオンの相談は患者からの信頼の証

長らく診察してきた患者から「セカンドオピニオンを受けたい」といわれたら、医師は何を思うでしょうか。このような時に、医師は患者の思いをどのように受け止めればいいかについて考えてみましょう。

セカンドオピニオンを受けるためには、担当医が診療情報提供書(紹介状)や検査データを他病院に送らなければなりません。それがなければ、患者が間違った理解をしたまま他病院の医師に病状を伝える可能性があり、その結果誤った診断が下されることにもなりかねないので、事実上、主治医に黙ってセカンドオピニオンを受けることはできません。

それにもかかわらず、医師にセカンドオピニオンを受けたいと言い出せなかったり、主治医には黙ってセカンドオピニオンを受けたりすることがあります。

患者が言い出すには「勇気」が必要

なぜ言い出しにくいのか。

私の母が脳梗塞を発症した時は、ある朝、呂律が回らないなどの異変に気づいて地元の病院を受診し、すぐに入院することになりました。再発作を起こしてからは見る間に悪くなりました。母の場合は、セカンドオピニオンを求めようと思ったのではなく、専門病院に転院することを考えたのですが、それを医師に伝えることを躊躇しました。まず、医師の機嫌を損なうことを恐れました。セカンドオピニオンを求める場合であれば、他病院での主治医と相談し、結局は従前通りの治療を続けることになった時、機嫌を損ねた医師から治療を疎かにされるのではないかと危惧する患者や家族もいるでしょう。

もちろん、まっとうな医師がこのようなことをするはずはないでしょうから、そんな心配はしなくていいと医師から明言してもらうと患者は安心できます。

当時、転院を言い出すことをためらったもう一つの理由は、主治医をはじめとして病院の方によくしてもらったので、その好意を振り払って転院してはいけないと思ったことです。

しかし、本来は母の生命のことを最優先すべきだったのであり、情けはどうでもよかったのです。どうでもよかったというのは言い過ぎですが、もしも医療者側にそのようなことを気にかける人がいたとしても、患者側はどうすることもできません。

今振り返ると、どちらも本当の理由ではなかったかもしれません。母の看病は、平日は学生だった私がもっぱらしていたので、

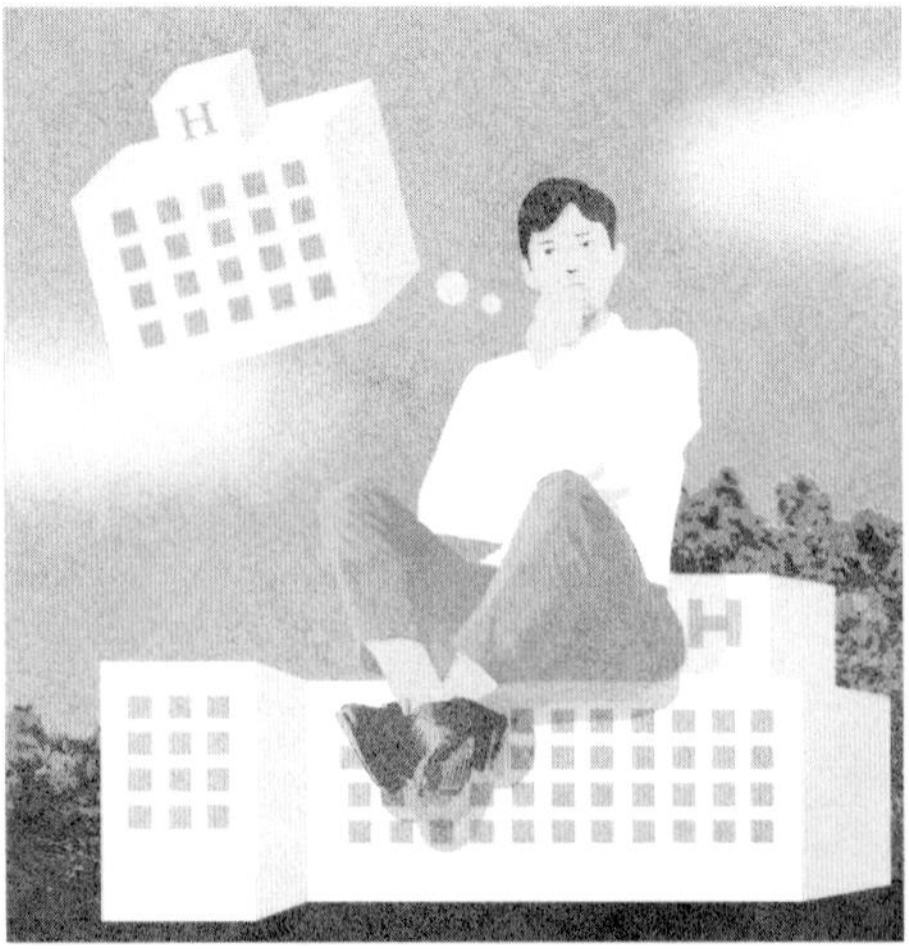

最初に母が入院した病院とは違って遠方にある病院に移ることをためらったのです。いずれにしても、私は自分の都合を優先していたのです。

最終的には脳神経外科のある病院に転院しましたが、転院の判断が遅きに失したのか、転院後に肺炎を併発、意識を失いそのまま亡くなりました。

以上のようなことを考えると、患者がセカンドオピニオンを受けたいと言い出すことには多かれ少なかれ勇気が必要です。勇気を出して医師に申し出るということは、医師が患者に信頼されているということの証左だといえます。

患者がセカンドオピニオンを取りたいと申し出るのは、このように申し出ても医師が受け入れてくれると信頼しているからなのです。

よりよい「援助」のために

患者がセカンドオピニオンを受けたいということを、心よく思わない医師がいるかもしれません。そのような医師が患者によって自尊心が傷つけられたと思い、「自分のいうことを聞かないのなら、もうこなくてもいい」と口に出していわないまでも、内心そう思うようなことがあれば、患者にとっては迷惑以外の何ものでもありません。

　当然のことながら、大事なことは患者の治療であって、医師の自尊心ではありません。さらにいえば、病気なのは患者なので、医師が治すというよりは患者の治癒の手助けをするのが医師の役目だということを知っていなければなりません。治癒が難しくても、患者自身が納得いく治療を受けられるよう援助すべきです。

　自分の治療に自信があれば、他の医師に相談するといわれても腹を立てるはずもありません。何事も絶対ということはありませんから、別の治療法があることを患者が知ることは、患者にとって有用なことです。また、他の医師から担当医と同じ治療法が提案されたら、これでいいという確信を持てるという意味でも、セカンドオピニオンを受けたいという患者の妨げになってはいけません。

　今日、医学知識が普及してきているので、以前ほど医師を絶対的な権威と見なす傾向は減じたかもしれません。しかし、医師がそのつもりでなくてもパターナリズムが残っているとすれば、積極的にセカンドオピニオンを受けることを医師の方から勧めることも必要でしょう。

患者が「見下された」と感じる医師の言い方

医師が患者から「見下されていると感じる」といわれることはどのくらいあるでしょうか。患者の立場からいうと、医師に対してそんなことを面と向かっていえるとは思いません。たとえ、そのように感じていても、患者から医師に直接伝えることはまずないでしょう。

患者から直接いわれるとすれば、医師と患者がいい関係だからですし、そのようなことをいっても大丈夫と患者が思えるような医師であれば、そもそも見下されていると患者は思わないでしょう。

たとえ医師から見下されていると思っている場合でも、患者からはいえません。ただし、医師本人にではなく、看護師や他の医療者に対してであればいえないわけではありません。私自身、医療機関で働いていた時、「あの医師はいつもあんなふうなのか」とたずねられたことがあります。「あんなふう」というのは、医師が患者をきつく叱りつけるという態度のことでした。医師を擁護する必要もあるかと思ったので、「いつもというわけではない」と私は答えましたが、診察にきたのに、医師からなぜ叱られなければならないのか患者には不可解だったのでしょう。

私が患者であれば、こんなことがあれば二度と受診しない決心をしますが、現実には、不満があっても同じ医師の診察を受け続けなければならないことはあります。鬱屈した思いが蓄積すれば、いずれ信頼関係は損なわれ、治療にも悪影響を及ぼすこともあります。

医師は知らずして権威的になりうる

『ブラックジャックによろしく』(佐藤秀峰著)に、大学病院で冠動脈バイパス手術を受けることになった患者が、主治医から病気について説明を受ける場面があります。

医師は患者が明らかに自分の説明を理解できないことを前提に、専門用語を使って説明します。まったく理解できなかった患者は、医師の説明は専門用語の羅列としか感じられなかったでしょう。とどめに医師はこういうのです。

「アンタに何か言って分かるの？」

もちろん、これは誇張された描写であって、実際にはこんなことをいう医師がいるとは思いません。しかし、医師が患者よりも優位にあると思っていれば、こんな言葉を患者にいわなくても、患者は見下されているという思いを抱くかもしれません。

今の時代、パターナリズムは一般的ではないので、医師が誰の目にも明らかな仕方で患者に対して権威的に接するということはないでしょう。そもそも、paternalism の pater は「父親」を意味するラテン語なので、「父権主義」とも訳されるパターナリズムは時代がかった言葉なのですが、患者による自己決定の自由を、医師が専門家として制限することが患者のためになるのだと考える医師は、知らずして患者からは権威的に見える言動をしているということはありえます。

医師のこのような言動は、すべて医師に任せるという患者との関係では問題はないかもしれません。しかし、今は医学知識が普及しており、医師を絶対的な権威と見なさない患者が自分で調べた、しかし時に誤った知識をもとに、医師の治療方針に異議を唱えることがあります。そのような時にも、医師は知らずして権威的になることがあります。

「見下したつもりはない」は通用しない

医師がどういう態度で患者に接していけばいいか考えてみましょう。端的にいえば、医師は患者に対等に接すればいいのです。ただし、言葉としては理解できても、実際にどうすればいいのかは、これまで患者への接し方についてあまり意識してこなかったならば難しいかもしれません。

まず、強い口調で話してはいけません。患者が食事制限を守らなかったり、薬を飲み忘れたりしても、指示を守るように強い口調でいってはいけないということです。

患者は、自分でも医師の指示通りに服薬するべきだと思っているので、「なぜ私のいう通りにしないのか」と責められたように感じます。患者はその時、上からいわれているように感じるのです。

そんなことは誰でもすることだろうと思う人があるかもしれません。自分は見下したつもりはない、ただ治療のために必要なことを指摘したまでだというかもしれません。しかし、そんなつもりはなかったという、こちらの「つもり」は通用しません。患者が見下されたと思ったら、それが事実です。

若い頃、大学でギリシア語を教えていたことがありました。私は教師ですから、当然学生が間違えた時には指摘しますが、一度間違いを指摘されるだけで二度と授業に出てこない学生もいましたから、言葉には注意しなければなりませんでした。学生の気持ちを考えず、間違いを正すのが教師の仕事だと思っていると、学生は誰もいなくなります。

ビジネスライクな言い方は「共感」を欠く

また、あまりにビジネスライクにいわれると、突き放されたように感じ、ひいては見下されたと感じることがあります。

父がある日、非常に腹を立てて、私に電話をかけてきたことがありました。当時、父は肺気腫を患っていました。父は医師から「肺気腫は決して治らない」といわれたといいました。父は「そんな言い方はないだろう」と憤慨していました。

少しでも改善するように医師の指示に従って服薬などをし、懸命の努力をしているのに、「治らない」といわれたら、その努力を無にすることになります。治らないという現実を突きつけられたら、生きる希望を失うことにもなりかねません。

「それは事実なのだ」と医師はいいたいかもしれませんが、私の父のいうように、「言い方」は重要です。たとえ治らないというのが事実であっても、そして、それを伝えることが必要であったとしても、どのようにいうべきかは人によって違います。

私の父はこの時、医師の前では冷静に話を聞けてはいなかっただろうと想像します。このような時は、医師が謝る必要があるでしょう。怒らせるようなことはいっていないといっても仕方ありません。

この医師は、自分の言葉がどう受け止められるか、父の立場で共感する力が足りなかったのでしょう。父の話を聞いて、父は医師に怒りを覚えると同時に助けを求めていたということも、その医師に知ってほしかったと思いました。

先に、患者による自己決定の自由という言い方をしましたが、患者が自分の病気の治療について、自由に決定することはできません。専門家としては、そのような治療はできない、するべきではないとはっきりいわなければならないことは当然あります。

もしも私の学生が、こんな分厚い教科書は嫌だ、もっと薄い教科書がいいといっても、専門家である私はこの教科書が学生にとって最善であるという判断をして選んだので、譲ることはできません。なぜ他ならぬこの教科書を選んだかという理由を説明することもできます。

しかし、どんな方法で授業をするかについては、学生たちと相談をしました。教師が一方的に講義をするのか、それとも、学生が練習問題を解き、学生が間違えた場合に必要があれば教師がそれを正し、文法の説明をするのかといったことです。

教師がわかりやすく丁寧に教えなければならないように、医師は病気と治療方針について、患者にきちんと説明する責任があ

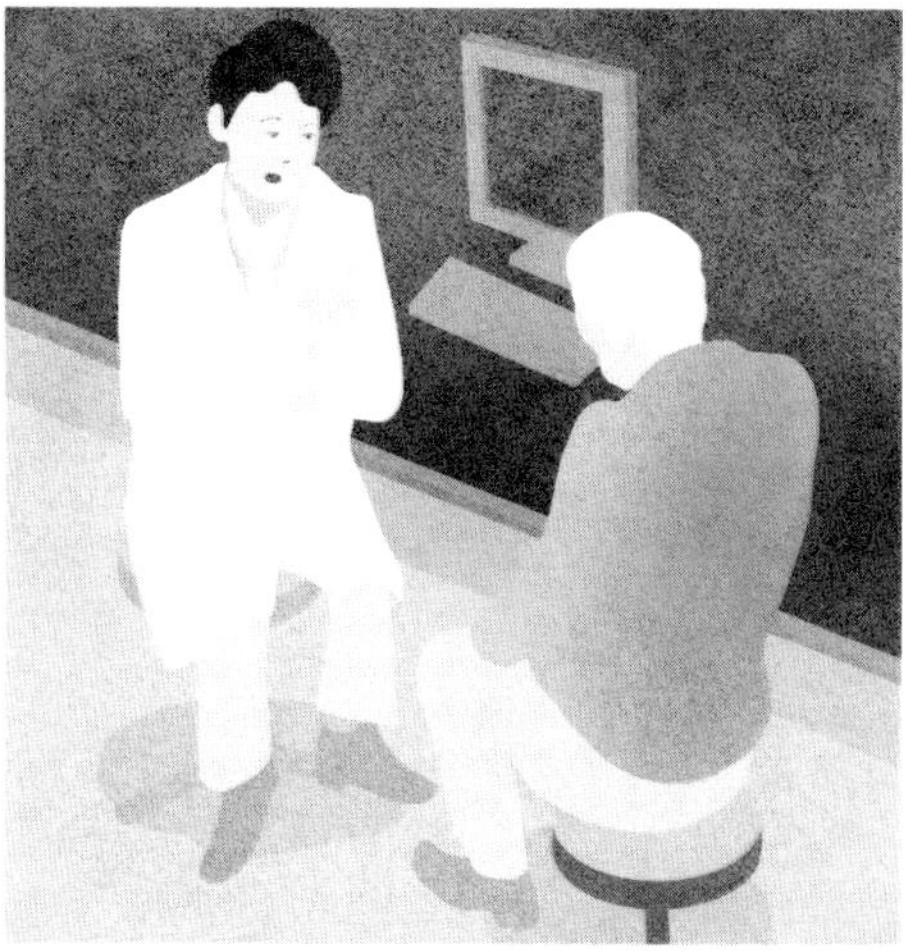

ります。理解できないことを前提に専門用語を羅列するというのは論外です。私が冠動脈のバイパス手術を受けた時には、手術前日のムンテラは三時間に及びました。私の身体にメスが入れられ心臓まで止められるのですから、真剣にならないわけにはいきません。私の、おそらくは専門家なら驚き呆れるような質問にまで、丁寧に答えてもらえたのがありがたかったです。

「子ども扱い」も見下すことに等しい

私の娘が小さかった頃、小児歯科に行ったことがあります。歯の治療は大人も怖いものです。子どもが怖がらないように、歯科医は「はい、僕アンパンマン先生」といって子どもの前に現れました。娘は子ども扱いされたことを非常に嫌いました。また、娘は痛かったら右手を挙げるようにといわれたので、右手を挙げましたが歯科医は治療を止めませんでした。

歯科医が嘘をついていたわけではないのでしょう。たしかに、痛かったら手を挙げるようにと歯科医はいいましたが、手を挙げたからといって治療をやめるといったわけではなかったからです。しかし、娘は話が違うと思ったのでしょう。そんなことがあって、その歯科医のところには行かなくなりました。

後にもう少し大きくなってから、娘は別の歯科医にかかりました。その歯科医は娘の歯を見て、現状と今後の治療方針について、子どもに話すような調子ではなく、大人に対するのと同様にきちんと論理的に説明しました。その説明が怖かったのか、娘の目から涙が溢れました。それでも、そのようにきちんと説明してもらった方が娘にはありがたかったようです。

子ども扱いされることは、子どもにとっては見下されているということなのです。子どもであっても、見下すようなことがあってはいけないのです。

大人も子どものように扱われたと感じることがあります。いつか初診の時に、若い医師が私にいきなりため口で話しかけてきたことがありました。普段ならあまり気にしないのですが、検査を受けて結果を聞きに行った時で、悪い結果を告げられたらどうしようと思い強い不安を感じていたので、この時ばかりは医師の軽いノリを受け止める余裕はありませんでした。

医師がどれほど細心の注意をしていても、患者の感情を害することはありえます。今は良好な関係を築けていると思える患者に対しても、「もしも気に障る言動があれば、遠慮なく教えてほしい」といっておくのがいいと思います。実際、医師の言動についての患者から指摘してもらえる医師であれば、最初にも書きましたが、患者は見下されているなどは思わないでしょう。

誰でも医学知識を持てる時代の医師患者関係

医師と患者の関係は、「情報の非対称性」が大きい関係だとされてきました。医師は医学の専門家として診断、治療に必要な知識を持ち、その知識にもとづいて患者の治療方針を決定します。他方、患者は基本的に医学的知識を持たず、医師の示す方針に従うか、医師から提示される選択肢の中から選ぶという関係にあるということです。

今はもはやパターナリズムの時代ではありませんが、知識や情報の非対称性というのは基本的には今もあります。医学に限らず、どんな学問分野でも、非専門家の知識は専門家の知識には遠く及びません。

しかし、近年、この医師・患者間の情報の非対称性が、徐々に小さくなっているように見えます。以前に比べ、患者が医学的情報を容易に手に入れられるようになったからです。そうなると、医師と患者の関係は新たな段階に進まないわけにはいかず、医師の側が旧来の接し方のままでは、うまくかみ合わなくなることも起こってきます。このような状況で、医師が患者にどう接していけばいいか考えてみましょう。

患者の「予習」を診断に役立てる

今は、患者がインターネットで多くの医学的情報に触れられるようになりました。病名や症状で検索すれば様々な情報が手に入ります。症状を入力していけば、ＡＩが可能性のある疾患名の候補を提示するサービスもあります。

こうなると、患者が体調不良や痛みを訴えて受診するのではなく、「この病気ではないかと思うのですが」といって受診するケースが、以前より増えているものと思われます。

私が働いていた精神科では、患者が「この本に書いてあるのは、まさに私のことです。私は××（正式の病名ではない）です。治してください」といって、カウンセリングを受けたいと来院することがよくありました。その時々で売れている本の影響です。これはもう二十年以上前の話ですが、内科など他の診療科でも同じことが起きているのでしょう。

また、ウエアラブルデバイスが普及したことで、患者自身が身体の異常を意識しやすくなりました。装着していれば、心拍数の異常や心房細動を示唆する不整脈があった時に通知する機能があるほか、歩数や心拍数などをリアルタイムで知ることもできるので、否が応でも身体の状態を意識しないわけにはいかなくなります。コロナ禍で診察してもらえないかもしれないという状況の中で、自分で健康を維持し増進するという意識が高まったこともあるでしょう。

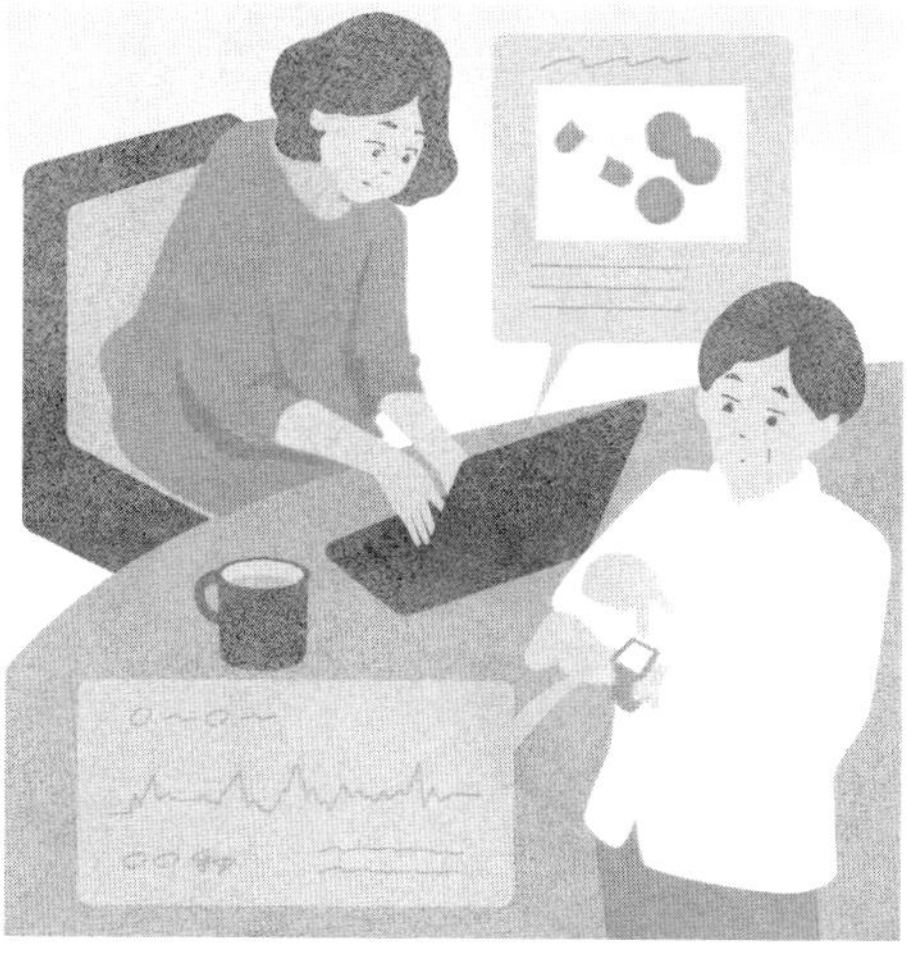

患者が医師任せでなく、医学知識を持ち自分で健康管理すること自体は、いいことだと思います。学生が何も準備しないでふらりと教室にやってきて、講義を聞いても少しもわからないとその教師に低評価を下すというのは、困ったものだと思っています。そう考えれば、自分でも受診前にインターネットなどで調べてきて、「この病気ではないか」といってくる患者はありがたいといえます。

学生が学びたいと思っていなければ、教師がどれほどわかりやすい講義をしても、学生は知識を身につけ学ぶことはできません。医師と患者の関係は、教師と学生の関係に似ています。学びたいと思わない学生に教えることはできません。医師と患者の関係においても、主体は患者であり、医師は基本的には患者の治癒を支援することしかできません。いくらかは病気について知識があって受診する患者は、受講する前に予習してくる学生のようです。

医師にとって、患者から得られる症状についての説明や情報は診断に有用です。無論、医師は診察や検査を行い、それによって得られたデータにもとづいて診断しますが、患者があらかじめウエアラブルデバイスから得られたデータを持っていれば、それが正確かどうかは措いておくとしても、診断の際の参考にできるかもしれません。

医師と患者の「人間としての対等性」が増している

治療に際して、医師と患者は協力関係に立ちますが、患者は自分の症状を説明し、医師はその説明と他のデータにもとづいて診断をするという役割分担をします。

「台風○号」という言い方をしますが、実際には「台風」という「実体」があるわけではありません。しかし、単に雨風が強いというのではなく、雨風を運んでくる主体として「台風○号」という名前として同定し、それが例えば九州地方に接近しているというふうに見ることで、適切で有効な対処をすることができます。

病気の場合も、身体がだるい、熱がある、痛みがあるというような症状を支える主体、症状の責任者を、細菌や癌細胞などと同定することで有効な対処が可能です。これは専門家しかできませんが、その医師にとっても診断が容易でない場合もあります。

患者の「予習」は症状を説明する時に役立ちます。多くの場合、どこがどんなふうに痛むのかを言語化することは、患者にとって容易ではありません。あらかじめインターネットなどで調べていれば、言語化が少しはたやすくなるでしょうし、医師の説明も理解しやすくなります。

医師は患者に知識があることを厭う必要はありません。患者から得られた情報も診断の手がかりの一つにできるという意味では、患者の協力はありがたいですし、そのことを伝えなければなりません。

もっとも患者の知識には限界がありますし、間違っていることもあります。医師は専門家なので、患者の間違いは指摘しなければなりません。病気について悲観的な予測をしている場合は、間違いを正すことで患者を救うことになります。

患者の協力が必要なのは、医師が一般的な患者ではなく、他ならぬ目の前にいる患者を治療するからです。機器だけでは得られない情報を本人から得なければなりませんし、医師よりも長い時間を一緒に過ごしている家族からの情報も有用です。

どんな治療をするかも、医師だけでは一般的には決められず、本人や家族が決める必要があります。むしろ医師の方が踏み込めない領域もあるということを知っていなければなりません。

今は、情報の非対称性が小さくなるにつれ、医師と患者の人間としての対等性が増してきているように思います。

患者にとって「親身になってもらえる医師」とは

体調が優れなかったり強い痛みがあったりする患者にとっては、医師は生命を託す重要な存在です。ところが多くの場合、患者は受診時に医師を選ぶことはできません。

他方、医師にとっては、患者は多くの患者の一人です。一度だけ診察した患者が十年後に再び受診した時に、カルテを見なくても、名前ばかりか初診時にどんな話をしたかまで思い出せたと精神科医の友人が話すのを聞いたことがありますが、そのようなことは例外的でしょう。

日々多くの患者の診察をしている医師は、カルテを見なければ、診察室に入ってきた患者が誰であり、どんなことで受診しているかをすぐには思い出せません。

どんなことであれ、何かを忘れなければ新しいことを覚えられません。記録するのは忘れるためともいえます。何もかも覚えていることは、別に自慢するようなことではありません。一人の医師が同じ患者をずっと診続けられるわけではないので、他の医師でもカルテを読めば、治療を引き継げるようにしておく必要があります。

その意味でも、患者は医師にとってたった一人の存在ではありません。そんなことは患者もわかっているはずです。それでも、できるものなら、専門家として有能であるだけでなく、人間的にも信頼でき、親身になってくれる医師に診てほしいと患者が思うのは当然でしょう。

医師としてどれほど有能であったとして

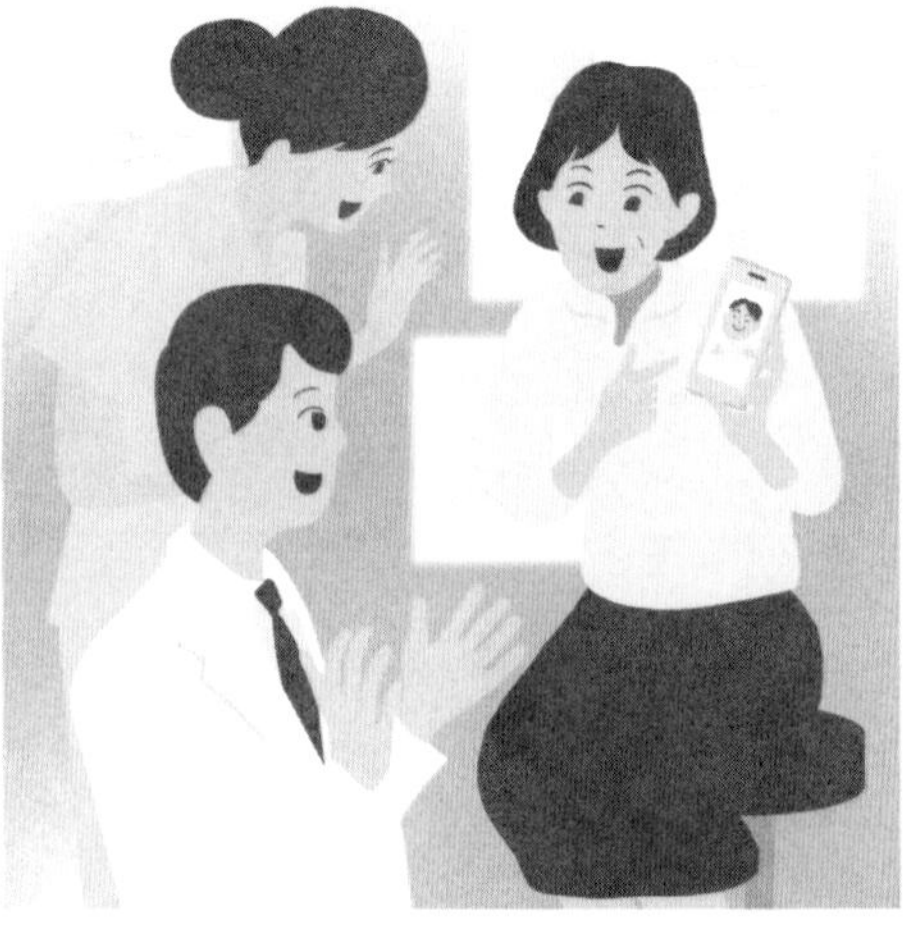

も、患者がいつ怒鳴られるかと思って腫れ物に触るように医師に接しなければならないのも、パソコンのディスプレーばかり見て診察する医師も、そんなものだろうと患者が我慢するようなことではありません。

癌の治療を受けていた私の友人は、往診してくれる医師のことを「親身になってもらえるのでありがたい」といっていましたが、患者が何をもって医師が親身かそうでないというのかは、実はあまりはっきりしません。

患者を「人」として見る

医師の方も患者に対して親身に接し、信頼されたいと思うでしょう。これは患者からいい医師だと思われたいというようなことではありません。治療は痛みを伴ったり、生活習慣を変える必要があったりするために、患者は我慢を強いられます。信頼関係がなければ、必要な治療を施すことができないのです。医師の指示が治療のために必要であることを患者が理解し、生活習慣を変え、服薬することを自発的に実践できなければなりません。患者の側からいえば、この医師のいうことであれば指示に従って治療に専念しようと思えるかどうかは、治療を進める上では重要な点です。

診察にかける時間の長短は、患者が医師を信頼し、親身になってもらえていると思うこととは関係がありません。一人の患者にかけられる時間が限られていても、患者が親身にしてもらっていると思える医師とそうでない医師がいます。その違いは端的にいえば、患者を「人」として見ているかどうかです。

誰もが対人関係の中で生きています。診察室に入ってきた人は、その時点で「医師」の前で「患者」になります。それにもかかわらず、医師がその人を患者としてだけ見ないことが、「人」として見るということです。

無論、医師は専門家として患者を治療するわけですが、患者に人として接することが必要です。今は患者がどんな治療法があるか調べることはありますが、どの治療が最善かを決めるのは医師の仕事です。それでも、医師は患者と相談せずに独断で決めることはできません。治療法の選択肢について、専門家としてそれぞれのメリット、デメリットを提示した上でどれを選びたいか問う時、医師は患者を人として見ているのです。

私が心筋梗塞で入院したのはもう十五年以上前のことです。救急車で病院に運ばれた時には、鼠径部からカテーテルを挿入するしかありませんでしたが、入院中に腕の血管から挿入できるようになりました。退院前、再度検査のためにカテーテルを挿入する時に、医師は「書く仕事をしているのだから、万が一のために利き手ではない左手からにしよう」と提案しました。この時、私は人として見てもらっていると思いました。

「人」は社会的役割とは関係ない

医師が患者を人として見るというのは、診察室の外での対人関係の中における社会的役割を見るということではありません。先の医師は、私が本を書いていることを知っていましたが、私を作家と見ていたわけではありません。退院後、「本は書きなさい。本は残るから」と私にいった時、医師は本を書くことを私の生き方として見ていました。

京都で発生した放火殺人事件の被告が、自身も全身に大火傷を負い生死の境を彷徨っていたとき、医療者の懸命の治療が功を奏して、自力歩行はできないまでも会話ができるまでに回復したという新聞記事を読みました。その被告は退院時、治療スタッフに「人からこんなに優しくしてもらったことは今までなかった」と感謝の言葉を伝えたとも、その記事には書いてありました。

この人物がしたことは許されるものではありませんが、医師は殺人事件の容疑者であるかどうかに関わりなく、懸命の治療を施したはずです。犯罪者であるかどうかに関係なく生命を救うことが、患者を人として見るということです。

彼はおそらく、早い時期から特別でなければならないと思い、そうでなければ社会に自分の居場所がないと感じていたのではないかと想像します。そのように感じ、他者に心を許さず生きてきたであろう彼が、病院で自分を人として受け入れてもらえたという経験は、今後の人生をこれまでとは違った仕方で生きる力になるでしょう。

同じことは、どんな患者にもいえます。社会の中でどこか特別でなければならないと思っていた患者が、社会的な属性とは関係のない「人」としての自分を懸命に治療する医師と出会えば、その時、患者は医師を「親身になってくれる」と思えます。医師は患者の身体だけではなく、心をも癒すのです。

医師と患者が対等であるために必要なこと

「医師と患者は対等である」ということは頭ではわかっているけれども、実践できないという人は多いものです。頭でわかっているのであれば、最初は抵抗があっても、後は実践するだけですが、対等な関係を築けていないとすれば、本当はわかっていないのかもしれません。

患者が協力しなければ治療は進みません。権威的に患者と接すれば、その時は指示に従うかもしれませんが、長期にわたって薬を服用し、生活を改善する努力を続けなければならない時に、ただ医師に指示されたからというだけでは長続きしません。

言葉を尽くして説明しているのに、患者が指示を守らない時、叱りつけることはしなくなったとしても、時に苛立つことがあるとすれば、その瞬間、医師と患者の関係は対等ではないのです。

実践は難しいと思う人は、だからいっそう対等であろうと努めるのではなく、難しいことを理由に実践することを諦めようとしてしまいます。それでも自分の言動を意識している人は、変わることができます。しかし、対等の関係などと考えたこともない人や、対等の関係を築けていなくても(そのことを意識もしていないかもしれません)困ったことがない人は、自分から変わることはまずないでしょう。

医師という役割の「椅子」の魔法

突然、妻が子どもを連れて実家に帰ってしまったという人がいました。衝動的にそのようなことをするはずはないので、何があったのかとたずねても「まったく理由が思い当たらない」といいます。

「毎週休みの日には、家族をどこかに連れていってやっていたし、経済的には何の不自由もさせていないのに、どこが不満なのだ」

まさにそれが不満なのですが、その人には理解できていないようでした。妻も子どもも、望んで夫にどこかへ連れていかれたわけではありませんし、経済的に不自由しない生活ができる収入があるからといって、偉いわけではありません。

対等であるためにまず何をしなければならないかといえば、自分が対等の関係を築けていないかもしれないことに気づくことです。

「前にある椅子にすわると、自分が権威と力を持っていると錯覚する魔法にかかってしまう」

登場人物の一人がこう語る小説を読んだことがあります（ソン・ウォンピョン［손원평］『三十の反撃［서른의 반격］』）。講師

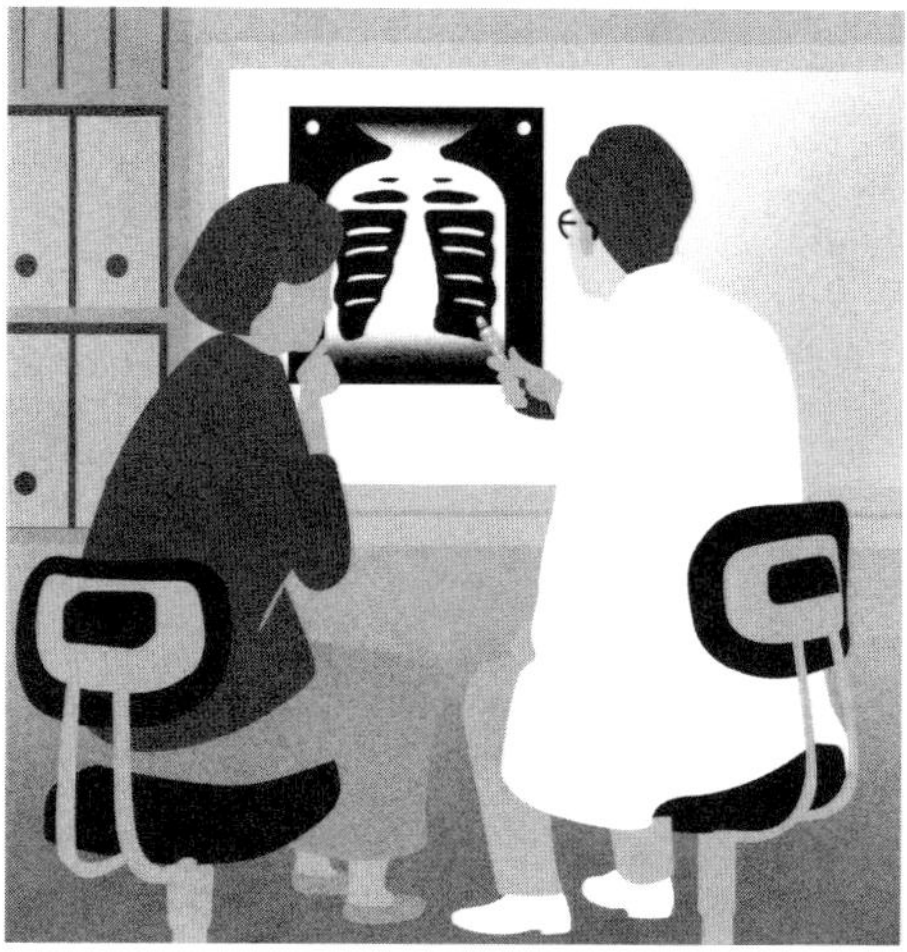

席にすわると、自分に権威と力があると錯覚する「魔法」にかかってしまいます。魔法にかかっていることを自覚したら魔法は解けますが、そうでなければ自分が魔法にかかっていることに気づきません。

物理的な椅子に限らなくても、医師という役割の椅子にすわると、自分が偉くなったと勘違いしてしまう人がいるかもしれません。

昔、ある哲学者が「最近の若い人はタクシーに乗った時に、運転手に対して丁寧な言葉遣いをするようになった」と書いているのを読んで、驚いたことがあります。行き先をたずねられた時に普通は命令しないでしょうし、たとえため口で行く先をたずねられたとしても（そんなことは一度も私は経験したことはありませんが）、丁寧に答えるものです。しかし、運転席ではなく後ろの席にすわると、自分は運転する人よりも偉いという魔法にかかり、横柄な言葉遣いをする人はいるかもしれません。

患者に対してこのような態度を取る人はいないでしょうが、患者がおとなしく指示に従うようであれば、関係が対等でないことの兆候です。先に引いた小説には、さらに次のような言葉が続きます。

「たくさん並べられた椅子にすわると、力のない大衆になって、前にいる人の言葉にうなずく魔法にかかる。椅子は椅子でしかないことをすっかり忘れてしまう」（前掲書）

「椅子は椅子でしかないことをすっかり忘れてしまう」のは、権威と力を持っていると錯覚する人についてもいえることです。

患者に「属性」を付与していないか

たとえ無意識でも患者と対等でない関係を築こうとしている人は、精神科医のレイン（R. D. Laing）の言葉を使うと、患者に属性（attribution）を付与します（*Self and Others*）。例えば、「あの花は美しい」という時の「美しい」が「属性」であり、花に属している性質（属性）を付与することが、「属性付与」です。

医師が患者と対等であるためには、医師が「指示に従う従順な患者」という属性を与えていないか、すなわち「ある人に与えられる属性が、その人を限定し、ある特定の境地に置く」（前掲書）ことで、「自分にとっての」理想を患者に押し付けようとしていないか、振り返る必要があります。

レインは、親に近寄ろうとしない子どもに「お前はお母さんが好きではないの？」とたずねる親を例にあげています。親に「好きではない」という子どもは、親からの属性付与を拒んでいるのです。子どもを母親は平手で打ちます。もちろん、この対応がいいわけはありませんが、親からの属性付与を拒んだこの子どもは、母親から「分離した存在」になったのです。

レインが引く別の親の事例と比べれば、分離した存在になることがなぜ重要かがわかります。その母親は子どもが好きではないといった時、「でも、私はあなたが私のことを好きだと知っている」といいました。子どもは親に従うものだという属性付与に反発できなかった子どもは、親に従順であれという事実上の命令に従いました。

子どもが反発しなければ「偽の結びつき」（false conjunction）が成立しますが、子どもは親から自立することはできません。医師と患者の関係は親子関係と同じではなく、状況によっては生まれて間もない子どものように医師の援助を受けることが必要な時もありますが、患者は医師に依存せず、やがて自立していかなければなりません。

患者が医師の話をただうなずいて聞くのではなく、自分の考えを述べるとか、医師の考えに反駁するというような態度を示した時に、その態度を好ましくない、また反抗的と見なす医師もいるかもしれません。しかし、医師の考えにただ従うのではなく、自分の考えを表明できた時、患者は医師と対等になったのです。本当の関係はこの時始まります。

もちろん、医師は専門的な知識があるので、患者の考えが間違っていればそれを正さなければなりません。対等の関係にある医師からきちんと説明されたら、患者が反発することはないでしょう。

誰とでも対等の関係を築く

威圧的とか横柄ではないということだけが、医師と患者の関係が対等であるということの証左ではありません。患者を独立した人格と見ていない人は、対等な関係を築くことはできません。対等の関係を築くことが難しい理由の一つは、表面的な態度というよりも、独立した人格として見なしていない、しかも無意識的にそうであるからです。

そしてもう一つの理由は、誰とでも対等の関係が築けていなければ、その人の築く関係はすべて対等であるとはいえないということにあります。たとえ患者の前では対等な関係を築けているように見えても、家族に対しては上下関係を築くとか、若い医師を強く叱責するような人であれば、その人の対人関係は実はすべて対等ではなく、上下関係だといっても過言ではありません。反対にいえば、誰か一人とでも対等の関係を築けたら、例外なく誰とでも対等の関係を築けるということです。

そこで、患者に対してだけではなく、まわりにいるスタッフに対しても、対等に接することが必要です。とりわけ意識しなければならないのは、子どもが患者として、目の前にすわった時です。子どもに接する時に、対等の関係を築けているかが明らかになります。

子どもがきちんと理解できるように説明しなければならないのはいうまでもありませんが、大人には決して使わないような言葉を使うことも避けなければなりません。例えば、注射をされても泣かなかった子どもに対しては、「偉かったね」ではなく、「協力してくれてありがとう」という意味の言葉をかければいいのです。「偉かったね」は子どもを下に見ているからというだけでなく、「子どもは泣くものだ」という属性付与をしているところが問題です。医師が子どもに対等に接し、子どもも自分が対等に見なされていることを知れば、その後の治療でも協力的になってくれるでしょう。基本的には大人も同じです。

医師が患者にいってはいけない言葉

対等な関係を築く上で、医師が患者にいってはいけない言葉について考えてみましょう。医師にとって、患者は多くの患者の一人かもしれませんが、患者にとって医師は一人なので、受診時に医師が何を話したかは長く覚えているものです。それだけに、医師は言葉を慎重に選ばなければなりません。

もっとも、こんな言葉はいってはいけないというふうに、明確に類型化することは困難です。なぜならどんな言葉も、それがどういう意味を持つかは、対人関係の中で決まるからです。一見乱暴な言葉でも、医師と患者の関係次第では、患者に受け入れられるということはあります。

それでも、何の指針もなければ、患者にどんな言葉をかけていいのかわからないという医師もいるでしょう。まずは比較的わかりやすいところから、どういうことを念頭に置いて患者に声をかけ、その際、どんなことをいってはいけないか考えてみましょう。

「自分の言葉が相手にどう受け止められるか」を意識する

アドラーが、ヤスデに出会ったひきがえるの話を引いています（『子どもの教育』）。「あなたは千ある足のうち、どれを最初に動かすのですか。どんな順序で後の九百九十九の足を動かすのか教えていただけませんか」

ヤスデはひきがえるからそう問われて、自分の足の動きを観察し始めました。すると、ヤスデはそれまで難なく千本の足を動かしていたのに、たちまち混乱し、一歩も前に進めなくなってしまいました。

このように、自分が発する言葉が患者にどのように受け止められるかを意識し始めると、このヤスデのようになってしまうかもしれません。しかし、自分の言葉が相手にどう受け止められるかを少しも考えずに言葉を発していたことに気がつかなければ、患者への言葉がけを変えることはできません。

まず、特定の相手との関係の中でしか通用しない言葉は避けた方が賢明でしょう。私が心筋梗塞で入院していた時、主治医からいわれた「本は書きなさい。本は残るから」という言葉は、私にとって退院後の生きる指針になりましたが、患者によっては受け入れ難いと思うかもしれません。患者との関係は時が経つにつれ変わっていきますが、最初から信頼関係があるわけではありません。

また、基本的にはどんな患者もよくなりたいと思って受診するのですから、よくなろうとする患者の勇気をくじくような言葉は避けなければなりません。治療を拒む患者も、今の状態の改善を望んでいないわけではありません。原則として、よくなりたくない人はいません。たとえ治癒が困難であるのが事実だとしても、決して「治らない」というようなことをいうべきではありません。そのようなことを患者に直接いわないとしても、そう思っていることは医師の態度に如実に現れるので、患者の勇気をくじくことになります。

治らないとはいわないまでも、「なぜもっと早く受診しなかったのか」ということも避けるべきでしょう。患者も当然そうすべきだったと思っているのですから、過去を責めたところでどうしようもありません。

　これと関連していうと、「前にこんなことをいっていたではないか」と患者を責めないことも大切です。自分が死ぬとは少しも思ってもいなかった時に「延命治療を受けない」といっていた患者が、治療の過程で考えを変えることはありえます。先のことを想像するのは容易なことではありません。考えが変わったのであれば、過去を不問にし、これからのことだけを考え、医師は患者が納得できる仕方で治療をしなければなりません。

　反対に、「心配には及ばない」とか「絶対治る」というようなことも、軽々にいうべきではありません。そのような気休めの言葉は、医師と患者との信頼関係を損ねるこ

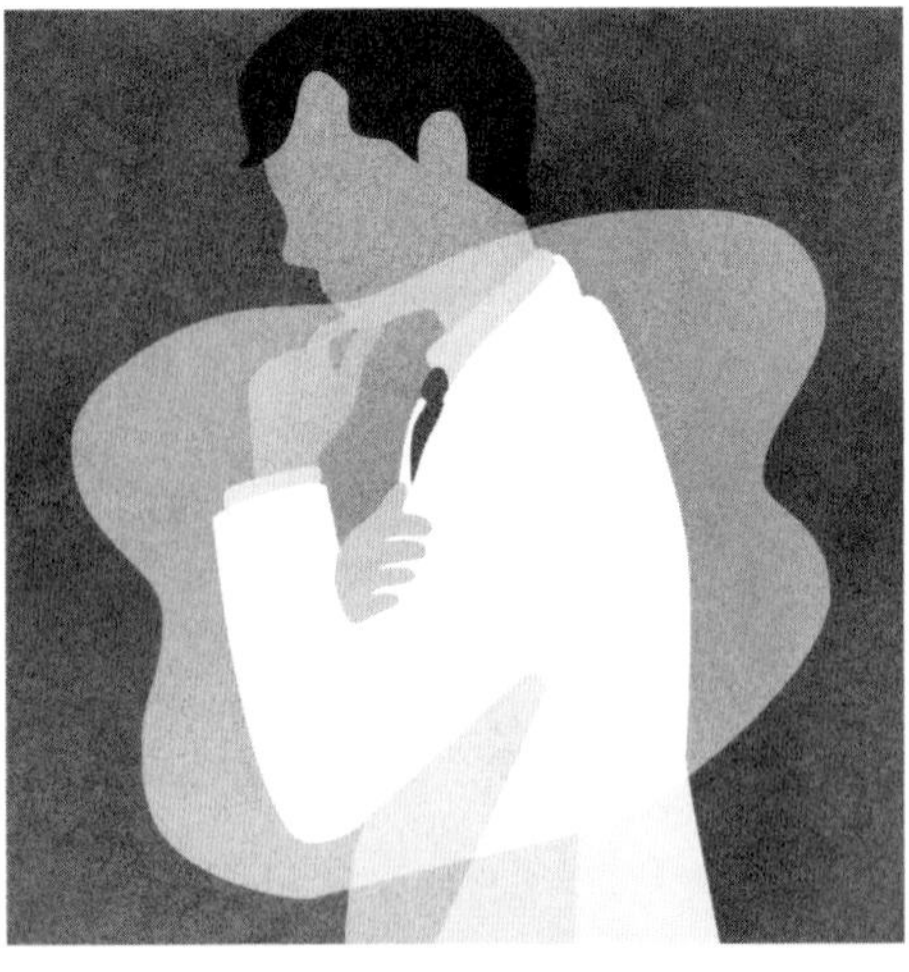

とになります。患者にとっては、自分の状態を真摯に受け止められていないように感じるからです。

「治らないかもしれない」と告げなければならないこともありますが、それを患者が受け止められると信頼できなければ、告知をためらうことになります。そうならないためには、患者が求めているのは真実であって、根拠のない安心などではないことを理解し、患者が真実を受け止められるのだと信頼できなければなりません。その上で、医師が希望を捨てないで治療に臨む姿を見れば、結果的に患者と家族が期待したようにならなくても、起きたことを受け止めることができるでしょう。

「対等」な医師患者関係にもとづく言葉

先に、どんな言葉もそれがどういう意味を持つかは、対人関係の中で決まると書きました。これは、どんなことを患者にいってはいけないかを考える時に、その基準となる対人関係のあり方は「対等」であるということです。この基準に照らせば、医師がどんな言葉を患者にいってはいけないかがわかります。

医師と患者は役割が違うだけで上下はありません。役割がどう違うのかといえば、医師は教師であり、患者は生徒です。ただし、教師と生徒という関係から連想されるように、医師が一方的に教え、患者がそれを受け入れるのであれば、対等な関係とはいえません。ただ患者より優位に立とうとする医師の持つ権威は非合理なものであり、自分の優位が危うくなると思ったら患者を叱りつけることもありえます。

教師が持っている権威を、フロムは「合理的な権威」であるといっています（*Man for Himself*）。合理的な権威を持っている人は、それに従う人が絶えずそれを吟味し批判するのを許し、それを要求さえします。医師が患者の質問にきちんと答えられないようであれば、合理的権威を持っているとはいえません。

患者が医師の指示通りに服薬しなかったとしたら、それは「教師としての医師」の役割を果たせなかったということです。医師は適切な指示をしたのに、患者がそれを理解して正しく服薬することができなかったので、症状が悪化したということではありません。医師の教え方が適切ではなかったのです。だから、実際に言葉として発しなくても、「こんなこともわからないのか」とはいえませんし、症状が悪化したのは患者の自己責任ともいえません。自分の教師としての責任を棚上げにしているのです。

治療がうまくいっているかどうかを評価する時に、患者だけを評価するのは間違いです。専門家としての医師の知識や技術は治療に有用ですが、治療は患者の協力なしにはできません。アドラーが患者に「あなたを治すために二人が何をすればうまくいくと思うかね」（『生きる意味を求めて』）といった話を第三章でも引きましたが、治療は医師が一方的にするものではありません。医師と患者の協力が必要です。

この流れで考えると、「医師は患者をほめてはいけない」の項目でも触れた「（一緒に）頑張りましょう」という言葉は、患者の観点からいえば医師が協力してくれていると思えます。「頑張ってください」というと、医師から突き放されたと感じる人がいるかもしれません。医師は患者と同じ苦しみを経験できるわけではありませんが、伴走してもらっているとは思いたいのです。

検査結果がよくなった時などに「頑張りましたね」といわれると患者は嬉しいものですが、厳密にいうと、医師の協力なしに患者はよくなったわけではありません。それでも、こういうと患者の努力に焦点が当たります。医師は私のおかげだなどといってはいけないのです。

医師と患者が「仲間」として共に歩むために

治療は故障した物を修理することとは違います。患者は人間なので、医師の指示に黙って従うことはなく、すべて医師に任せるという患者であっても、不安や恐れをまったく感じない人はいないでしょう。

患者が「なぜこんな目にあわなければならないのか」と、自分に降りかかった運命の不条理を嘆き、怒りを医師にぶつけてくることもあります。医師も人間なので、患者の態度に怒りを感じることもあるでしょう。しかし、このような関係は近すぎるといわなければなりません。

医師は患者が受診した時、当然、最善を尽くします。その際、医学の知識があるだけでは十分ではありません。患者とのよい関係を築けなければ、そして関係が近いと感じられなければ、医師が患者に服薬や生活習慣の改善を指示しても、患者は医師の指示を受け入れないでしょう。また、患者が医師の指示に従わない時に、「このままだとどうなるか」というような言い方をしなければならないことがありますが、関係が近くなければ、その医師の言葉は患者にとって皮肉や威嚇、挑戦に聞こえます。

しかし、関係が近すぎると、患者は医師に依存するようになります。他方、患者との関係を遠くしたいと考える医師は、患者にビジネスライクに接するでしょう。患者からすれば、そのような接し方をする医師を近く感じることはできないので、医師を信頼して命を賭けようとは思えないでしょう。

問題は対人関係の距離です。医師と患者は近すぎても遠すぎても、よい治療のための関係を築くことはできません。知識があるだけでは十分でないと先に書きましたが、患者とどのように接するか、どのような言葉をかけるかという、対人関係上の技法を知るだけでも十分ではありません。

私が本書を通じて主張してきたのは、「患者と共に歩む」ことです。なぜそのような接し方をするのか、その基礎にある対人関係の構えについてよく理解していなければ、形だけ真似てみても、医師が患者との関係をよくすることはできません。

これまで具体的な場面を引き合いに出して考えてきたことを踏まえて、どんな関係であれば近く感じられ、よい関係であるかまとめてみます。

近すぎず遠すぎない「対等」な関係

アドラーは、人と人（Menschen）とは本来つながっている（mit）と考え、このことをMitmenschlichkeit（共同体感覚）といいました。電車の中で助けを求める人がいれば、その人が誰であるかは関係なく、その場にいる人ができる限り力になろうとするでしょう。それと同様に、医師は患者をできる限り治療します。その時、医師と患者はつながっているのです。

問題は、つながりすぎ、関係が近すぎると依存関係になることです。なぜそうなるかといえば、医師との出会いが、多くの人にとって非日常的な体験だからです。強い痛みがあれば、とにかくこの苦痛をなくしてほしいとしか考えられないものです。

入院時はもとより、緊急性のない受診時にも同じことが起こります。強い痛みがなくても、不安な気持ちで受診し、自分の中で起きた異変の原因を医師に特定された時も、医師に依存してしまうのです。

　また、依存する患者を前に支配的になる医師がいるかもしれません。患者から感謝されることが嬉しく、自分に従わせようとしてしまうのです。

　対人関係はこのような依存と支配だけではありません。依存と支配においては、上下関係が前提になりますが、上下、あるいは縦ではなく、横の関係である対等な関係があります。

　対等という言葉の意味を理解することは難しいことではありませんが、対等な関係を一度も経験したことがない人にとっては、それがどういうものか実感することは難しいでしょう。

　依存の反対は自立です。自分で解決しな

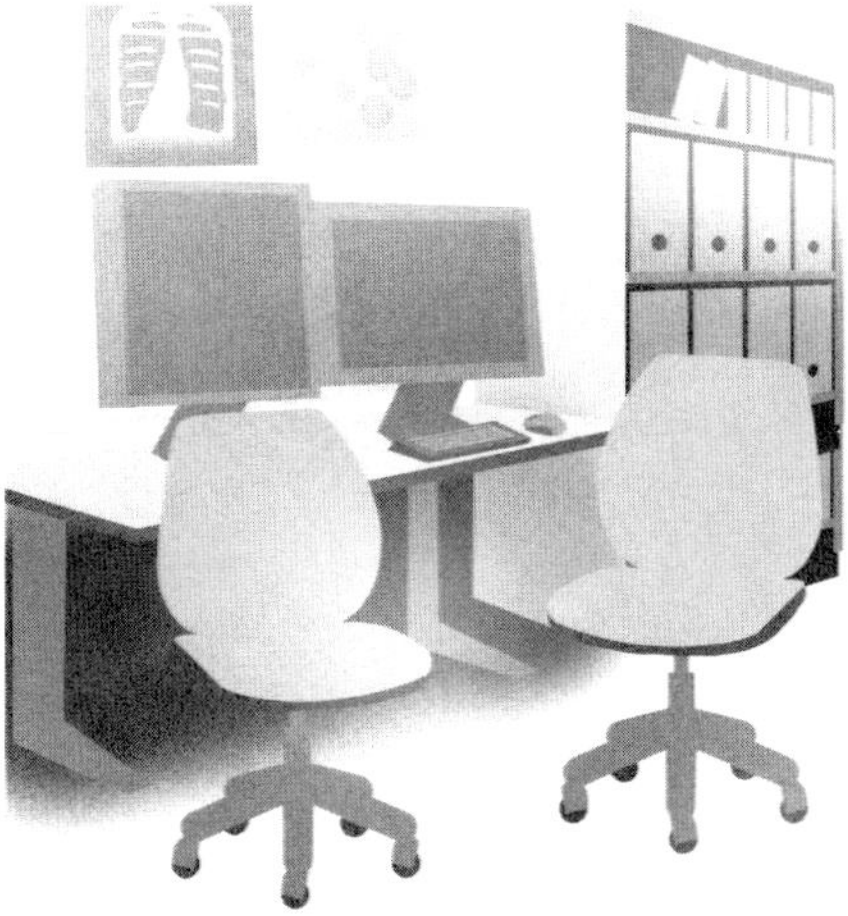

ければならないことまで他者に援助を求めるのではなく、自分で解決することが自立なのです。

とはいえ、自分の力では解決できず、他者に助けを求めなければならないことは、人生においてたびたび起こります。受診するのはもはや、自力ではどうすることもできなくなった時です。そのような場合でも、患者は医師に依存してはならず、医師の側からいえば、患者を自分に依存させることがないようにしなければなりません。

対等な関係に必要な三つの心構え

このような自立した対等の関係を築くためには、まず、対人関係を上下で見るのをやめなければなりません。医師が患者の治療をし、患者が治療を受けるのであり、その意味では医師と患者の役割は違いますが、それでも関係としては対等です。役割は違っても、どちらも人間だからです。

英語のperson（人）は、仮面という意味のラテン語、personaが語源です。治療の場面においては、医師は医師という仮面を、患者は患者という仮面を被っています。役割は違っても、この仮面を外し人間として接することが必要です。

次に、医師と患者が協力しなければなりません。病気を治すのは患者ですが、自力で治せない時に患者は受診し、緊急時には救急車で病院に搬送されます。

この時点で、治療は医師と患者の共同の課題になります。自力では治せない患者が「治してほしい」という依頼をし、医師がその依頼を引き受けます。これが共同の課題にするということの意味です。

ところが、医師は患者の援助しかできません。例えば、医師が治療に必要な薬を処方しても、医師がそれを患者の代わりに飲むわけにはいかないのです。また、医師と患者が協力して治療を進めるためには、患者の意向を無視して、医師が勝手に治療方針を決めるわけにはいきません。どんな治療をするかは、医師と患者が相談して決めなければなりません。

患者は医師の説明を聞いた上で「お任せします」とはいわず、「こういう治療をしてほしい」というべきですが、無論、患者の望む治療を医師が引き受けないこともありえます。そのような場合は、医師は専門家として自分の考えを患者に説明し、翻意を促さなければなりません。

協力が必要なのは、医師は病気についての一般的な知識を持っていても、目の前にいる患者については知らないからです。患者から患者自身についての情報を得られなければ、診断を下すことはできません。

第三に、医師と患者は信頼関係になければなりません。患者は医師にどう思われるかを気にしないで、不安なことや不審なことがあれば、医師の顔色を窺うことなく率直に質問できなければなりません。患者が本当のことをいわないとしたら、「実は指示通り服薬できていない」というような本当のことをいって、医師から責められることを恐れているからです。それでも医師は、よくなりたいので受診し、医師を「救い手」(和辻哲郎『倫理学』)と見ている患者の信頼に応えなければなりません。

患者の方も、医師が自分に関心があると思って信頼できなければなりません。自分が優れた医師であることを誇るような医師は、自分にしか関心がないといえます。アドラーは、この自分への関心(self interest)を他者、つまり、患者に向け変えなければならないと考えました。「他者への関心」(social interest)はアドラーの「共同体感覚」の訳語として、英語の著作で採用された言葉です。

「仲間」と共に歩む

以上で見たような関係を築くことができれば、受診時や病気で入院した時に、患者は自分が決して孤独ではなく、医師が自分を助けようとしてくれていることがわかります。

先にアドラーのMitmenschlichkeit（共同体感覚）という言葉を引きましたが、これは人と人がつながっており、他の人が自分の「仲間」（Mitmenschen）であるという意味です。

たとえ患者が医師を仲間と見なしていなくても、医師はそうであってはなりません。医師から見ると困った患者でも、医師と敵対したいわけではなく、むしろつながりたいのです。自分が受け入れられていることがわかれば、服薬の指示を守らないというような問題行動を起こすことはなくなるでしょう。

このような役割を超えた対等な仲間として、医師がどのように患者と関わっていけばいいかは、患者が自分の親しい友人（仲間）であると考えたらわかります。

友人が困っていたら力になりたいと思います。それでも、「力になれることがあるか」

とたずねるでしょう。受診した患者は、自分の病気の治療を医師との共同の課題にすることに同意していますが、それでも医師は、どんな治療をするか患者と相談しなければなりません。

また、根拠のない安心感を与えることもないでしょう。患者にとって必要なのは気休めではなく真実であり、医師は患者が真実を受け止められると信頼する必要があるからです。

このような関係の医師と患者は、向き合っているというよりは横に並び、共に歩んでいます。依存、支配関係の中でしか生きてこなかった人は、対等の関係と聞くと、自分の権威を手放さなければならないと不安になるかもしれません。しかし、これはフロムがいう、専門家として持つ「合理的権威」を手放すという意味ではありません。人間として対等な医師と患者は、横に並んで歩いているのであり、この関係に上下はないのです。

治療を通じて医師が患者に伝えたいこと

生涯一度も病気にならない人はいないでしょう。それなのに、自分だけはそんな目にあわないと思っている人は多いものです。だからこそ、ひとたび病気になると、漠然とであっても思い描いていた未来は閉ざされ、人生は一変します。

三木清は次のようにいっています。

「我々がその上にしっかり立っていると思っていた地盤が突然裂け、深淵が開くのを感じる」（「シェストフ的不安について」『三木清全集』第十一巻所収）

長生きすることを少しも疑っていなかった人は病気になった時、人生が確固たる地盤ではなく、「無」の上に立っていることを知ります。三木はこの「無」を「闇」とも

「虚無」とも呼んでいます。

健康な時には覆われていて見えていなかった現実、明日という日がくることは決して自明ではなく、自分の人生が「無」の上に立っているという現実を知ることになるのです。

他ならぬ「この患者」を診る

また、七転八倒の痛みや高熱がなくても、また、まわりの人からすぐによくなるといわれても、病気になると死の不安に駆られます。三木は、さらに次のようにいっています。
「自分の愛する者の死を知ったとき、或いは自分自身が直接死に面したとき、死は我々すべてが従わなければならぬ自然必然性であるとして、我々は平然としているであろうか」（前掲書）
誰もが死ぬものだ、死なない人などいないのだと平然としていられる人はいません。
「むしろ我々はそのような打勝ち難い自然法則、自明の真理に対して憤怒を感じ、その克服を欲せざるを得ないであろう。死はそのとき『ひとごと』、『我々すべて』のことではなく、自身の個別的な存在にかかわることである」（前掲書）

死も、それに先立って病気になることも、「自然必然性」であるとは思えません。それどころか、なぜ自分がこんな目にあわなければならないのかと憤怒すら感じます。

医師が会う患者は、病気とその先にあるのを見ないわけにいかない死を、他人事ではなく「自身の個別的な存在にかかわること」と見なしています。患者は、人は死ぬものだという自然法則を確認するために診察を受けるのではありません。だから、医師は診察時に一般的な人として接してはならず、他ならぬ「この患者」を診なければならないのです。医師が自分を一般的な人としてしか見なければ、患者の「憤怒」は医師に向けられることになります。

患者が「この医師は他ならぬ自分と向き合っている」と思えるためには、患者の不安を受け止めなければなりません。心配する必要はない、不安になることはないといって患者の不安を理解しようとしなければ、たちまち患者の信頼を失ってしまいます。

なぜ私が病気になったのか。さらには、死ぬかもしれない。患者にとっては、病気になったことは不条理にしか思えません。どうして他ならぬ自分が病気になったのかと考えないわけにはいかないからです。

ハンセン病を患った患者の治療に当たった神谷美恵子は、「癩者に」という詩の中で、次のように書いています（『遍歴』）。

「なぜ私たちではなくあなたが？
あなたは代わって下さったのだ」

ハンセン病は今でこそ治る病気ですが、当時は治癒が困難で、罹った人は差別され、療養所に隔離されていました。「なぜ私たちではなくあなたが」という問いへの答えはないでしょうが、神谷のような思いで治療する医師は、決して患者の病気を他人事とは見ていないことは伝わります。患者にとっては、医師は彼岸ではなく此岸で自分の運命を共有しているように見えたのではないかと思います。

医師は、自分の不条理な運命に困惑し、打ちのめされそうになっている、しかし、それでも死にたくない、何としてもよくなりたいと願う患者と協力して「打勝ち難い自然法則」を克服することに努めなければなりません。

「今ここ」を生きていることに価値がある

中には治療に意欲的でない患者もいるでしょう。そのような患者も含め、医師が治療を通じて患者に何を伝えればいいか考えてみましょう。

まず、生きていることに価値があるということです。一般には何かを成し遂げることに価値があるとされています。しかし、そのように考えると、病気のために仕事ができなくなり、それどころか身体を動かすのが難しくなれば、自分には価値がないと思うことになります。

今の世の中は、何かを生産することに価値があると見なされます。加齢や病気のために、もはや他者に貢献できない、それどころか迷惑をかけていると思った人が、自分にはもはや生きる価値はないと思うのは痛ましいことです。

生きていることに価値があると思えれば、積極的に治療を受けることをためらっている患者も治療を受けようと思うかもしれません。しかし、医師自身がこのように思えていなければあまり説得力はありません。

精神科の医院で働いていた時、ある患者が「もしも自分が回復しても、その時先生のように忙しく立ち働かなければならないというのであれば、回復したくない」といったことを今もよく覚えています。

次に、治療中も元の生活に復帰するまでの仮の人生ではないということです。病気でなくても、誰もが「今ここ」を生きることしかできません。

このようなことを診察室の外の社会では知りえなかった患者が、医師とのつながりの中で自分に価値があると思えたら、目下どんな状態にあっても生きる勇気を持てるようになるでしょう。そう考えて、本書では医師が患者とどのような対人関係を築くのがいいかを考察してきました。

患者が受診することは当然のことではありません。受診に先立って、自分が病気で

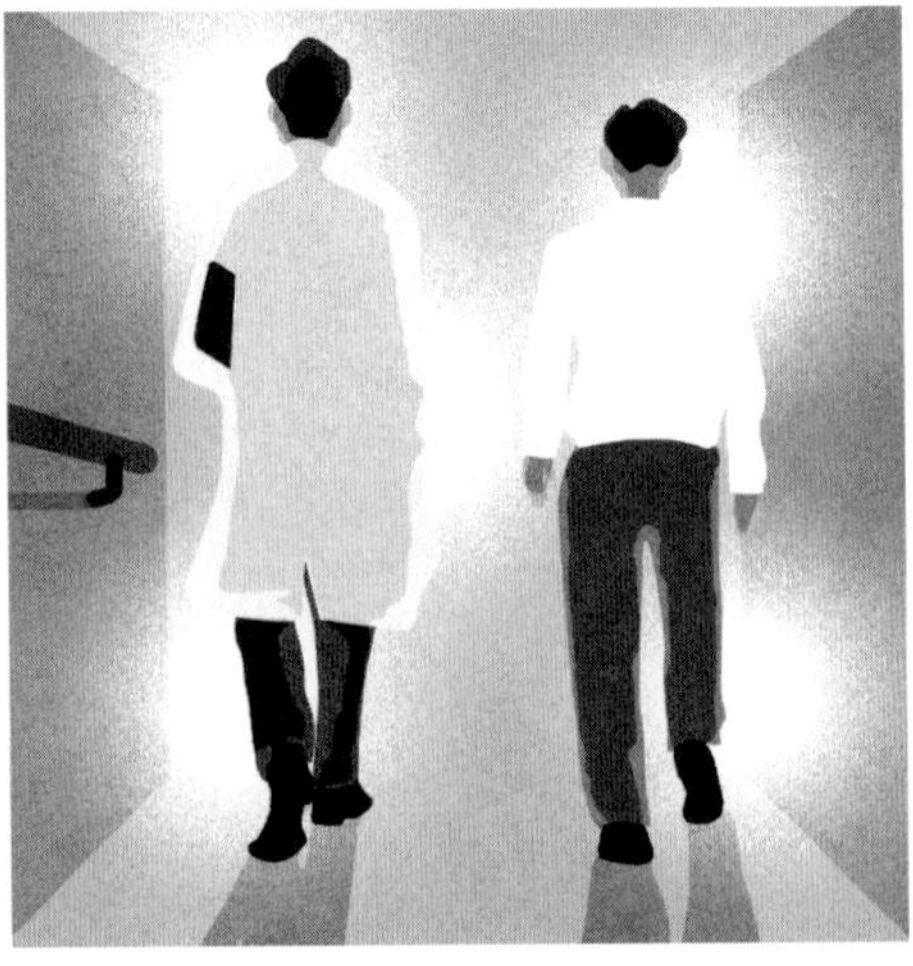

あることを否認し、できるものなら自力で治したいと思います。しかし、自分が何かの病気に罹っていることを受け入れ、もはや自力では治せないと思った時に、ようやく診察を受ける決心をするのです。

最初は、医師と患者はそれぞれ医師と患者という役割の仮面を被って向き合いますが、やがて、医師も患者も人間として向き合うことになります。そうなった時に、医師と患者は人間として対等な関係にあり、この人生をどう生きるべきかという問題にまで踏み込んで、関係を構築していくことが望ましいと私は考えています。

どんな治療をするかは患者と相談して決めていくことになりますが、ただ医学的に可能な選択肢を示すにとどまらず、医師は患者の人生に関心を持ち、これからの人生において患者としてというよりも、人間としてよく生きるためにどんな治療ができるかを、医師ではなく「仲間」(Mitmensch) としての自分の考えという形で患者に提示することができます。

医師と患者が互いを「仲間」と思えれば、「打勝ち難い自然法則」によって、たとえ治療が功を奏しないことがあったとしても、患者は自分の運命を受け入れることができるでしょう。

参考文献

Adler, Alfred. *Über den nervösen Charakter: Grundzüge einer vergleichenden Individualpsychologie und Psychotherapie*, Vandenhoeck & Ruprecht, 2008.

Fromm, E. *Man for Himself*, Open Road Media, 2013.

Jones, H. S., Powell, J. E. eds. *Thucydidis Historiae*, Oxford University Press, 1942.

Laing, R.D. *Self and Others*, Pantheon Books, 1961.

Manaster, G. et al. eds., *Alfred Adler: As We Remember Him*, North American Society of Adlerian Psychology, 1977.

손원평、서른의 반격、은행나무、二〇一七年

アドラー、アルフレッド『生きる意味を求めて』岸見一郎訳、アルテ、二〇〇七年

アドラー、アルフレッド『教育困難な子どもたち』岸見一郎訳、アルテ、二〇〇八年

アドラー、アルフレッド『性格の心理学』岸見一郎訳、アルテ、二〇〇九年

アドラー、アルフレッド『個人心理学講義』岸見一郎訳、アルテ、二〇一二年

アドラー、アルフレッド『子どもの教育』岸見一郎訳、アルテ、二〇一三年

アドラー、アルフレッド『人はなぜ神経症になるのか』アルテ、二〇一四年

アドラー、アルフレッド『人生の意味の心理学』岸見一郎訳、アルテ、二〇二一年

池田晶子『暮らしの哲学』毎日新聞社、二〇〇七年
池田晶子『魂とは何か』トランスビュー、二〇〇九年
石田衣良『美丘』KADOKAWA、二〇〇九年
神谷美恵子『遍歴』みすず書房、一九八〇年
河野裕子、永田和宏『たとへば君』文藝春秋、二〇一一年
キューブラー・ロス、エリザベス『死ぬ瞬間』鈴木晶訳、中央公論新社、二〇〇一年
キルケゴール、セーレン『不安の概念』村上恭一訳、平凡社、二〇一九年
ゲイ、ピーター『フロイト2』鈴木晶訳、みすず書房、二〇〇四年
佐藤秀峰『ブラックジャックによろしく』佐藤漫画製作所、二〇一九年
澁澤龍彦『高丘親王航海記』文藝春秋、二〇一七年
澁澤龍子『澁澤龍彦との日々』白水社、二〇〇五年
城山三郎『無所属の時間で生きる』新潮社、二〇〇八年
鈴木鎮一『愛に生きる』講談社、一九六六年
ドストエフスキー、フョードル『白痴（上）』木村浩訳、新潮社、二〇〇四年
波多野精一『宗教哲学』岩波書店、一九四四年
日野原重明『死をどう生きたか』中央公論新社、一九八三年
ベルク、ヴァン・デン『病床の心理学』早坂泰二郎、上野矗訳、現代社、一九七五年

北條民雄『いのちの初夜』角川書店、一九五五年
三木清『人生論ノート』新潮社、一九五四年
三木清「シェストフ的不安について」(『三木清全集』第十一巻、岩波書店、一九八五年)
柳田邦男『「死の医学」への序章』新潮社、一九八六年
山崎章郎『病院で死ぬということ』文藝春秋、一九九六年
吉松和哉『医者と患者』岩波書店、二〇〇一年
リンギス、アルフォンソ『信頼』岩本正恵訳、青土社、二〇〇六年
鷲田清一『じぶん・この不思議な存在』講談社、一九九六年
和辻哲郎『倫理学(二)』岩波書店、二〇〇七年